精神科薬物治療を語ろう

精神科医からみた官能的評価

神田橋條治　兼本浩祐　熊木徹夫 編

日本評論社

はしがき

　『広辞苑』で「官能的」を引いてみると、「肉感をそそるさま」とある。愛用の『新明解国語辞典』では、「感覚器官の働きによって得られる充足感、主として性欲について言う」とある。つまるところ、エロスの世界の機能である。熊木徹夫さんがこの語を選んだ真意をくわしく聞いてはいないが、とても適切な選択である。

　神による承認から離れた「正しさ」、を求めて科学という文化が立ち上がり、ほどなく数字を発明し、それが道具の地位から昇格し神のいた位置を占めるようになったとき、エロスの世界は追いやられ異端とされた。輪郭のクリアな乾いた見解が「正しい」ものとされた。このところ、社会成員の洗脳がほぼ完了したので「正しさ」の暴走がはじまった。

　乾いた「正しさ」の直接の被害者は人と人の関係である。それが生命体のかかわり、すなわちエロスの世界であるからである。人間関係の支配者として数字が乗り込み、古い主人であったエロスが締め出されていくさまと、異端とされたエロスが変装してそこここに噴きだしてくるさまが、身近に溢れている。最悪の被害地は教育と医療である。なかでも精神医療の現場は悲惨の極にある。「幸せ・不幸」「悩み・痛み」「愛・憎しみ」「恨み・納得」「いじめ・思いやり・共感」「拗ね・甘え」などの言葉やイメージは、数字に馴染まないせいで粗末な扱いを受けるようになっている。

　本書は、患者と治療者との治療協同作業の道具である「薬の作用」というイメージを場にして、瀕死の状態にある医療のエロスを蘇生させんとの意図から生まれた。本書の分担は送り手である精神科医の体験を語るものであり、受け手である患者側の服薬体験を集合した『精神科のくすりを語ろう―患者からみた官能的評価ハンドブック』（熊木徹夫著、日本評論社）と双子の兄弟として出版するのも同じ意図からである。

　　　　　　　　　　　　　　　　　　　同志を代表して　**神田橋條治**

目次

『精神科薬物治療を語ろう
──精神科医からみた官能的評価』

●ワークショップ参加者

神田橋條治（伊敷病院）
兼本浩祐（愛知医科大学医学部精神神経科講座）
熊木徹夫（あいち熊木クリニック）

大槻一行（三重県立小児心療センターあすなろ学園）
小川　成（南生協病院メンタルクリニック科）
杉山　通（松蔭病院）
高林　功（可知病院）
橋本伸彦（済生会八事病院精神科）
藤田晶子（あいち熊木クリニック）
水谷雅信（水谷心療内科）

村上靖彦（共和病院）

はしがき　　神田橋條治……1

ワークショップ開催にあたって　　熊木徹夫……9

第1章　官能的評価を語る意義とは

官能的評価とは何か　　熊木徹夫……12

官能的評価の誕生／官能的評価とは何だろうか／すぐれた官能的評価とは／官能的評価の情報循環システム

官能的評価をいかに考えるか　　兼本浩祐……17

身体疾患の薬剤と向精神薬の"境界線"／副作用の位置づけ／眠気という副作用の質の違い／薬剤による官能的評価の差／「服み心地」と「危険性の評価」／"道具"としての抗てんかん薬／作用を及ぼされるという違和感／双極性障害になぜ抗てんかん薬が効くのか

第2章　症例検討会を通してみる官能的評価

A　うつ病として治療されていた双極スペクトラムの親子……32

双極性障害が苦しむ中学時代／「不安」というカルテの記載は誤診のもと／「何があなたの病気をよくしたようですか」／文字にしなくてはわからない言葉／フラッシュバックをコントロールする／「その瞬間、私がいれば助けになれるか」／なぜかよくなるという自然回復の力／口内炎には半夏瀉心湯／柴胡加竜骨牡蠣湯と柴胡桂枝乾姜湯／母方の父からの遺伝子の流れ？／感情障害と人格障害の区別について／フラッシュバック・PTSDの薬物療法／官能的評価を表現して実感する／究極の名人芸！／成人した患者に服薬の覚悟を問う

B　体感幻覚を読み解く……69

症状と投薬の変遷／薬を新しくするたびに副作用が出る／神経梅毒による精神症状／「な

んとかしろ」という淡々とした要求／梅毒被害者としての怒り／神経梅毒の始末をきちんとつける／オーガニックなものを見落とさない／「振り回されてあげにゃなるまい、これも仕事じゃ」／振り回されないようにすると自殺する／無力感に対するコーピングとして振り回す／がちゃがちゃした症例にはダーティドラッグが効く

第3章　それぞれの薬の官能的評価を語ろう

ジプレキサ…………96

ザイディスはスピーディに効く／体重増加・高血糖について／まず「何か副作用はありませんか」と聞く／表情に豊かさが感じられる／薬を全部抜いてみる／統合失調症発病前に使いやすい

リスパダール…………108

アクセルなのか、ブレーキなのか／統合失調症の中核群では使わない／北風がリスパダールで、太陽がルボックス／リスパダール液剤では錐体外路症状が出ない／客観的評価と官能的評価のあわい／官能的評価はどのように運用されるべきか／僕の「りんご」とあなたの「りんご」はどう違うか／官能的評価で医師と患者のイメージを擦り合わせる／官能的評価はまず診断体系を基盤とすべき／官能的評価の感化力

セロクエル…………127

レセプターについたら即離れる／「薬が効いている感じがしないからいい」／せん妄・認知症にどの薬を用いるか／内科からきたせん妄患者に対して／コンサルテーション・リエゾンの実際／セロクエル 25 mg 錠の使い方

ルーラン…………138

確認強迫に効く／摂食障害の過食嘔吐にコントミン／感情障害の傷つきやすさにスパイスとして

セレネース…………144

アンテ・フェストゥム的外界変容感で第一選択／シャープな治療が鍛えられた"セレネース世代"

コントミン、ウインタミン……151

切りやすい、やめやすい／薬剤単価・ジェネリックの問題／ベゲタミン錠の効果の謎

ヒルナミン、レボトミン……158

アナクリティック・ドラッグサイコセラピー／躁には禁忌、うつには有効

ルボックス、デプロメール……162

うつ病になりうる強迫神経症への第一選択薬／「うつ的防衛」に対する革命／内側から湧いてくる情動への対処行動としての"強迫"

パキシル……169

最後の1粒がやめられない／うつ遷延例には「失われた人生の回復」を

ドグマチール、ミラドール、アビリット……175

がんやステロイド使用による食欲不振に効果的／1000 mg以上で慢性期統合失調症の幻覚消失／迷ったときにとりあえず出せる／半夏厚朴湯・半夏瀉心湯と近い薬

アモキサン……180

筋肉の協調運動の滑らかさ／パキシルとリタリンとのグラデーション

トレドミン……184

疼痛緩和作用について／くせがない、やめやすい……けれどつかみにくい

デジレル、レスリン……188

抗うつ薬よりMARTAに分類したくなる薬／心身の抑制・鎮静に効く

テトラミド……192

「今までないくらい気持ちのいい眠り」／双極性障害のうつ状態にはデプロメールとテトラミド

ルジオミール……………195

遷延性うつ病を「低め安定」させる／「ちょっと死んでみる法」／摂食障害の治療法

リーマス……………200

官能的評価がしにくい薬／友達になりたいと思う人に効く／錠剤の形と大きさが与える影響／双極II型障害が薬で境界例風にされている

テグレトール……………206

薬疹に対する脱感作療法／テグレトールが効く人は統合失調症ではない

デパケン、バレリン、セレニカ……………209

気難しい人に適している／リーマスが効く人との違い／症状と血中濃度との相関

リボトリール、ランドセン……………214

細やかな心のひだをキャッチできる人に効く／抜くときに痙攣発作が起こる危険

あとがき　　熊木徹夫……………219

ワークショップ開催にあたって

熊木徹夫

　この2日間、総合司会をさせていただきます熊木徹夫と申します。よろしくお願いいたします。

　本日ここに、11人の精神科医が集うことになりました。開会に際し、このワークショップがどうして行われることになったのか、簡単にご説明したいと思います。

　私はこの数年間、ウェブ掲示板とメールマガジンでの官能的評価形成システム、と言うと大げさなのですが、そういうものの運用を行ってきました。その過程で、どうしても薬物処方者である精神科医自身の官能的評価を、まとまったかたちで多数集めてみたいと思っており、それにはワークショップ形式が一番だと考えました。

　まず、官能的評価に一家言ある精神科医の先生に複数集まっていただいて、各々の官能的評価を持ち寄ります。そしてそれらを参照し合い、議論をつきつめ、ある一定のコンセンサスにたどりつくという状況を想定し、その実現を夢見てきました。

　現在、日本評論社さんと、私の官能的評価に関する著書を作成している最中ですが（『精神科のくすりを語ろう―患者からみた官能的評価ハンドブック』2007年9月刊）、編集者の植松さんに対し、このような構想を口にする機会がありました。それを受けて、この本の出版元である日本評論社と製薬メーカーの日本イーライリリー社に、この企画に対して賛意を示していただくことができました。この2社の企画・協賛のおかげで、このワークショップが実現の運びとなっております。

　では実際にワークショップを開催するには誰をお呼びするか、ということを考えたとき、「もし私の希望がかなうならば、ぜひこの先生の官能的評価をお聞き

したい」と真っ先に思い浮かべたお名前がありました。それが、神田橋條治先生と兼本浩祐先生です。

　このおふたりをお誘いしたところ、非常にありがたいことにご快諾いただけました。そしてそのおふたりに加え、私が常々特別な信頼を寄せていて、臨床の同志と言ってもよい7人の先生方にも参加していただけることになりました。このワークショップを開催するにあたり、私自身とてもワクワクしています。

　それというのも、この場で生み出されるであろう言葉というのは、非常に感化力にすぐれたものになると予想されること。そしてそれゆえに、これまでの治療の常識がドラスティックに書き換えられて、新たな治療文化が掘り出されることになるかもしれない、と期待をするからです。

　そのような場に居合わせていることに、私自身悦びを感じています。皆さん、ぜひ自由闊達な意見交換をお願いいたします。神田橋先生、兼本先生、よろしくお導きください。

　なお本日は、特別アドバイザーとして、共和病院の村上靖彦先生にもご参加いただいております。では、開会したいと思います。

第1章
官能的評価を語る意義とは

官能的評価とは何か

熊木徹夫

　薬物療法は、現在の精神科医療において、ほとんど不可欠であると言えます。しかし、精神科薬物療法には、精神科薬物（向精神薬）の特性を理解することと、患者さんの病状を掌握し、その病状にふさわしい薬物をマッチングさせること、そのいずれにおいても、特有の難しさがあります。

　実際に薬物療法を行うにあたり、与えられる2つの情報があります。そのひとつが、精神科薬物の薬理学的作用についての説明、もうひとつが、疫学的（統計学的）データ。これらの情報は、ともに重要であることは間違いありません。

　これらを参照しながらいろんな解釈を行うことができます。また、とくに重要なのは副作用情報です。このようなものは、非常に大きなmass（集団）で取り扱われた統計学的データの中から取り出されるべきものであるので、官能的評価ではなかなか補いきれません。実際にはこれらの重要性は大きいと思います。

　しかし、精神科薬物の薬理学的作用には未解明なものが多く、患者さんに用いられた結果から割り出された仮説の域を出ないものもままあります。また、データというのは、疾患別・症状別のグループごとに調べられたものが大多数で、その結果を個々の患者さんの病状にただちに当てはめられるかははっきりしないということも、踏まえておかなくてはならないと考えます。

　結局、薬物というのは"実際に使ってみなければわからない"という、臨床をやっている者であれば当たり前の感覚に逢着することになります。

　それでは、官能的評価がどのようなかたちで生まれるかということを考えてみたいと思います。

●官能的評価の誕生

　臨床の初心者の立居振舞いを想定しながらご説明します。

まず、時々刻々変化する患者さんの様子を、じーっと飽くことなく眺め、カルテに克明に記載します。その中でもとりわけ、先輩医師の投薬したあとの変化の質の違いを注意深く見守ることが大事だと思います。
　そして、その薬物が患者さんにもたらした身体変化のベクトル（方向性・力加減）を抽出することに躍起になります。続いて、同じようにみえる症状に同じ薬物を用いても、まるで違った効果がみられる場合がよくあるわけです。そういうことに気づくのですが、そのたびに、その薬物ごとについてみずからのうちに作り上げてきた薬効のイメージにおいても、変更を迫られ、結局、イメージ自体の解体・再構築を余儀なくされることがあります。それを繰り返して、薬物のイメージを何度も何度も構築し直すのです。
　今ある薬効のイメージとは何でしょうか。それは、患者さんの体験を通して、治療者のなかに浮かび上がってきたものです。その薬効のイメージをそのまま漠然と抱いたまま放置していると、たまたま有効な治療を行えたとしても、それは一度きりのもので、なかなか再現することができません。
　たとえば料理を作るのに、いろいろな調味料をぐちゃぐちゃと入れて作って、たまたまおいしいものができたとしても、もう一度同じものは作れません。ですから、そのプロセスの中ではレシピが必要だということもアナロジカルに言えると思います。
　さらに、薬効のイメージ自体は、そのままでは時間的・空間的に他者に伝播することができず、その結果、精神科薬物療法の体験を精神科医療全体で集積することも、なかなかうまくいきません。
　そのため、どうしても、投薬・服薬体験の感覚的な部分を、言語化・概念化しようと目論む必要があります。これが、その人の、あるいは身体の、うちなる官能的評価の"誕生"になるのです。
　官能的評価は、薬物療法の経験を積めば自動的に作り上げられるというものではないと私は考えます。うちなる官能的評価を誕生させるためには、相当意識的に薬効のイメージを言語化しようと努めなければならないのではないでしょうか。

●官能的評価とは何だろうか

　では、先ほどから当たり前のように使っているのですが、「官能的評価」とは

いったい何なのでしょうか。ここで整理してみたいと思います。
　これは私が提唱したものですが、具体的には「処方あるいは服用した薬物について、患者さんあるいは精神科医の五感を総動員して浮かび上がらせたもの（薬物の"色・味わい"といったもの）や、実際に使用してみた感触（薬効）、治療戦略における布置（他薬物との使い分け）といったもの」を指して、官能的評価と言います。
　官能的評価とは、何でもかんでも一緒くたにできるかというとそうではなく、それを語る立場によって3種類あると考えています。
　①服薬体験をした人（精神科の患者さんが主）によるもの
　②投薬経験をした人（精神科医が主）によるもの
　③服薬・投薬ともに経験した人（自主服薬を行う精神科医）によるもの
　各々の違い・問題点について、簡単に触れたいと思います。
　①患者さんがみずからの身体構造の問題点を感受し、言語で抽出することには限界があり、また、各精神科薬物の特性も、簡単に言い尽くせるようなものではありません。すなわち、"自身の身体構造を感受すること"には独特の困難があるため、これだけでは完全に官能的評価を言い尽くすことはできないと思います。
　②次に、身体の持ち主でない精神科医が、患者さんの主観的体験に相即することには限界があり、どこまでいっても"遠隔操作"をしている感は否めないのではないでしょうか。
　③そこで、自主服薬を行う精神科医についてですが、彼らが①②を橋渡しするキーパーソンとなるのではないかと思います。自主服薬することは結構重要なのではないかと考えていますが、しかし、近年このような精神科医はかなり少なくなっているということが、事実挙げられるでしょう。

● **すぐれた官能的評価とは**

　続いて、すぐれた官能的評価とはどういうものかを、いくつか列記してみます。
　官能的評価とは、主観的なものなら何を言ってもいいと考えるなら、その質については言及されなくなってしまうのですが、やはり質の良し悪しはあるはずです。それは一定量の官能的評価に触れた先生方であれば、おそらく誰しも感ずる

ところでしょう。

その質のよいものとはどういうものでしょうか。次の4つが挙げられます。

①同調性の高いもの

ある薬物について、これまで薄々感じてはきたものの、うまく言語化できずとらえがたかった感覚を、きわめて精細に表現している、と感じられるもの。「言い得て妙」というようなものです。こういったものにより、確実に、その薬物による治療文化が伝承されます。

②"感化力"がすぐれているもの

このような言葉があるかどうかわかりません

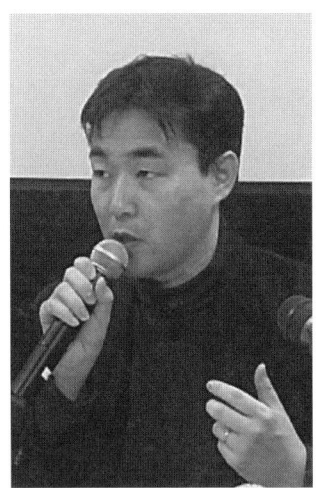

が、感化する力がすぐれているもの。これはめったにないと思います。天才肌の人物が、天啓のごとく感受し、爆発的に伝藩されていくものです。これまでの治療の常識がドラスティックに書き換えられ、新たな治療文化が掘り出されるというのは、まさに"感化力"にすぐれるものだと感じます。

ここにいらっしゃる先生方で、とくに今回参加をお願いしている神田橋先生、兼本先生の日頃のご発言を聞いていると、こういう感化力をよく感じますので、まさに格好の実例なのではないかと思っています。

③専門家の間で広く共有されているもの

「エキスパート・コンセンサス」と呼ばれていますが、いわば官能的評価の"横断的共有"です。これも重要だと思います。

④特別な技法として言い伝えられてきたもの

漢方の口訣がその代表例だと思います。大家が行っていた名人芸のようなものが、本人あるいは門人の言葉を経て伝承されてきたものです。これは、③の"横断的共有"に対して"縦断的共有"と言えます。

●官能的評価の情報循環システム

最後に、官能的評価の情報循環システムについてお話しします。

実際には、官能的評価を出しただけでは駄目で、それがいろいろなかたちで循環されて、臨床の場に影響を及ぼすということが必要です。それにはどういった

方法があるでしょうか。

　いわば、薬物について、ある一定のコンセンサスに至りうる方法についてご説明したいと思います。

　ひとつは、これは手前味噌なのですが、私がインターネットのウェブ掲示板で行っていることです。実際に「掲示板に好きなように薬物の官能的評価を書き込んでください」と伝えています。そして、書き込まれたものを私が再編集して、自分のメールマガジンというかたちで配信しています。ウェブ掲示板とメールマガジンをめぐる情報循環システム——これは、ウェブ掲示板による書き込みの中から、とりわけ訴求力のあるものを取り出して、そのもののもつ素材本来の味を活かし、さらに独自の味つけを施すという方法です。

　このことより、読者に新たな気づきを与えることができます。このウェブ掲示板とメールマガジンをめぐる情報循環システムを通じて、情報提供者とその情報の受け手の両者がなす間断ない情報交換こそが、それらの情報自体に洗練をもたらすと思うのです。そのような無限循環を起こすことを期待しています。

　この方法は、今の時代ならではのものです。官能的評価の情報循環システムとしてはほかにも、専門家同士がコンセンサスを作りあうシステムとして、今回のような「複数の精神科医によるワークショップ」などが挙げられます。

　官能的評価に一家言ある精神科医が複数集まり、各々の官能的評価を持ち寄って、参照しあい、議論をつきつめ、ある一定のコンセンサスにたどりつくということが、本ワークショップの試みですから、まさに官能的評価の情報循環システムのひとつと言えます。

官能的評価をいかに考えるか

兼本浩祐

　お集まりの諸先生の中で、抗てんかん薬に関しては、おそらく私が一番くわしいと思いますので、てんかんの薬を切り口にお話をさせていただきます。
　ただ、そのほかのことについては、基本的にはほかの参加者の方と同じ立場で、神田橋先生にご教示願うのを楽しみにここに参りました。

●身体疾患の薬剤と向精神薬の"境界線"

　この官能的評価の意味・意義を、私がきちんと理解しているかどうかというのも、少し心許ないところもありますが、このワークショップで抗てんかん薬も取り上げることの意味を、私なりに考えてみました。
　官能的評価というものが、そもそも発想される"もと"はいったいどこにあるのか——それを考えますと、精神科領域の薬剤、漢方薬などは、官能的評価がある意味で一番発想されやすい薬剤ではないかという考えに思い至ります。それはどうしてかと考える場合に、同じ中枢神経系に働く薬剤である抗てんかん薬との比較が役に立つのではないかと考えました。
　たとえば、統合失調症の方を例に挙げます。統合失調症の患者さんでは、効果（薬がどのように効くか）と、その患者さんがその薬をどのように体験されるのかということが、非常に深く結びついているように思います。薬とその人の官能的評価というのが、薬がどのように効くのかという本質的なところで関連している、一番典型的な病態が統合失調症なのではないかと感じます。
　それに対して、同じような精神科疾患でも、うつ病の場合は、官能的評価と薬効との間に少し距離があると思います。さらに抗てんかん薬に関しては、同じく中枢神経系の薬剤ではあるわけですが、官能的評価と薬剤がどのように効くかということの距離がかなり大きい薬だと粗描できるように思うのです。

そういう意味で、官能的評価との関係を考えるうえで、抗てんかん薬というのは、「通常の身体疾患に対する薬剤（たとえば抗生物質など）」と「抗精神病薬などの向精神薬」との"境界線"に位置する薬剤である、とも考えられると思います。この境界線という考え方は、ある程度意味のあることと思ってお話をさせていただきます。

●副作用の位置づけ

　通常薬剤のプロファイルを考える場合、「効能」と「副作用」とに分けて考えます。副作用というのは、官能的評価と大きく関連しています。なぜかと言いますと、「副作用」とは、患者さんがその薬を服んだときの、服み心地がある・感じるということの極端なかたちだからです。

　抗てんかん薬に類するような薬の場合、服み心地は「効能」ではなく、基本的には「副作用」になるわけです。ここが非常に重要だと思います。客観的、一般的な副作用は、たとえばなんらかの物理的指標（採血など）で測ることができる副作用ですが、副作用には「主観的な副作用」というものがあります。たとえば、眠気・不動感・イライラ感などを例として挙げることができます。

　ある薬を服んで何かを強く感じるということは、抗てんかん薬のような薬では、基本的には「副作用」と考えていいと思います。なぜなら、抗てんかん薬を服んで、たとえばハッピーな気分になろうとか、あるいは気分を安定させようとか──もちろん感情安定薬として使うことはありますが──そのようなことは誰も期待していません。必ずしもそのような効果はまったくなくても、差し支えないわけです。

　ですから、抗てんかん薬の薬物のプロファイルをみるときに、官能的評価が非常に高いということは、つまり患者さんが主観的にこの薬に対して非常にはっきり何かを感じることができるというのは、基本的には「副作用」ということになります。

　たとえば、われわれは抗てんかん薬についてたくさんの新薬を治験してきましたが、治験するときにプラセボと本物の薬剤を医者にも患者にもわからないように出して、本当にその薬が効くのかどうかを試すことがあります。

　羽のように軽く服用したときに服み心地のない薬、つまりプラセボとして投与される乳糖を固めただけのものと、乳糖の中に本物の薬が入っているものとを服

んだときに、2つの間にほとんど服み心地の差がないものが「良い薬」です。

　繰り返しになりますが、抗てんかん薬の治験では、患者さんが何かを感じることは期待されていません。感じないほうが「良い薬」なのです。

　このあたりが、抗てんかん薬が精神科の薬よりも身体科の薬により近い点だと思います。目的は、発作という客観的なものを止めることですから、服み心地がない薬が一番良いということになるわけです。

●眠気という副作用の質の違い

　さて、そろそろ各論に移りますが、まずは主観的副作用の中で眠気について取り上げようと思います。

　眠い薬の代表はフェノバールですが、マイスタン、ガバペンも眠気が特徴的な薬剤プロファイルです。それからテグレトールでも眠いと言う人はいますし、それより少ないですがデパケンでも眠いと言う人もいます。

　眠気というのは非常に主観的で、その眠気がどのように眠いのかに関しては、それぞれの薬で、それなりに微妙に違います。今回、官能的評価という話題をいただいて改めて思ったのですが、患者さんにいろいろ聞いていくと、眠気の質はおそらく薬剤によって少しずつ違ってくるようにも思います。

　眠気に関しては、このフェノバール、マイスタン、ガバペンという3つの代表的な眠い薬の中でも大きな違いがあり、眠気の振る舞いが違うと言っていいと思います。

　フェノバールはとても眠気が特徴的な薬です。フェノバールは血中濃度にして15～40μg/mlくらいの非常に広い幅で使う薬です。15～20μg/mlくらいなら、日常生活に影響が出るほどの眠気ではないことが多いのですが、20～25μg/mlですと、自分で目覚まし時計をかけておかないと、朝起きられなくなります。25～30μg/mlですと、自分では起きにくくなり、誰かに起こしてもらう必要が出てくることが少なからずあります。30μg/ml以上で使いますと、誰かが起こしてもなかなか起きられないということもあります。これを官能的評価と言えるかどうか。フェノバールの眠気はより生物学的な感じがするという点で、微妙に違っているようにも思うのですが……。

　それに対して、ガバペンでは眠気の質が微妙に異なってきます。フェノバールでは、日中服んでいるときに眠いという感覚は訴えられますが、本人の自覚よりも

実際の影響が大きいようにみえるのに対して、ガバペンの眠気は、自覚のほうが客観的にどの程度影響を及ぼすかに比べて大きい気がします。ガバペンは最初に眠いという感覚があり、それが服んでいるうちにだんだんなくなっていきます。

マイスタンも同じように、服んでいくと眠気に慣れてくるのですが、ガバペンの場合、眠気には慣れて眠気が感じられなくなるけれども薬効が失われないのに対して、マイスタンは場合によって、少なくとも効いた人の半分くらいの人は、眠気がなくなるとともに薬効もなくなってしまいます。

● 薬剤による官能的評価の差

特定の薬剤が特定の病態に作用して出現する副作用もあります。

いろいろ異論もあるとは思いますが、個人的にはエクセグランはそういった薬だと思います。海馬扁桃核と関連するてんかんの場合にエクセグランを出すと、イライラが高じてきて、攻撃性が高まり、そのままみていると精神病にまで至る人が出てきます。ところが、同じエクセグランを全般てんかんの人に出した場合、精神病にまで至った人はあまりみたことがありません。

直接の精神症状というわけではありませんが、トピナという薬剤にも少し似たようなところがあります。アメリカなどでは、最初使い方がわからず必要以上に大量に投与され、左半球に病巣がある局在関連てんかんの人で、本人は気がつかないのですが、いわゆる"bradyphrenia"(とても反応がゆっくりになること)

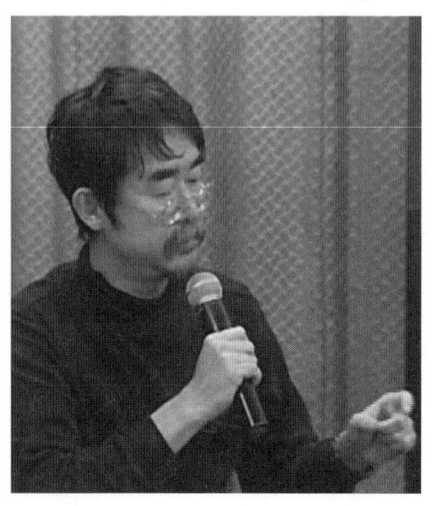

が出現する症例が報告されました。こうした急速大量投与による副作用の頻発のために一時人気がなくなっていましたが、比較的少量からゆっくり増やすと、耐えがたい副作用はあまり出ないこともわかり、人気も回復してきています。

それから、これは副作用ではないのですが、精神に対する効き方についてです。てんかんの方の場合、官能的評価を問題にされる方が比較的少ない印象がやはりあります。

たとえば、側頭葉てんかんの一部の人で、それまでアレビアチンを使っていて、とても攻撃的だった人が、テグレトールに変えて、あまりつんつんしなくなって、比較的付き合いやすくなることがあります。また、すごく迫力があって恐かった人が、ちょっと恐くなくなってくるということがあります。明らかに周りからみればそうなのですが、本人は自覚がないため、「そこがよかった」と言う人はあまりいないのです。表情も変わっているし、顔だけみていると気分がよくなっているようにみえるのですが、それはこちらの感覚であって、本人からはあまり言われません。

　それから逆に、エクセグランの場合、先ほどもお話しましたが、ちょっとしたことにもものすごくつっかかってきて、明らかに粘着性と攻撃性が増してくる人もいます。精神病の方向に向かっているというような感じが出てきて、エクセグランを出す前の、その人のさらっとした感じがなくなり、何かねばねばっとした感じになって、こちらも明らかにややこしそうだと感じてきます。エクセグランを出したあとから、実際に明らかに診察時間も長くかかるようになって、電話も頻回にかかってきますし、それからちょっとした言葉のやりとりの中でひっかかって反応されることもあります。

　しかもエクセグランを出す前に、「エクセグランという薬は、イライラ感が高まる人がいますよ」と本人にもかなり強く言っているのに、意外に本人は「これは薬のせいだ」「薬のせいで私はこうなりました」という自覚がありません。ほかのいろいろなことを訴えて、ほかのことで「先生が悪い」とは言いますが、自分の官能性の今の状態が変化しているという自覚が希薄です。それは本人は自分の変化を主観的に感じていないからです。

● 「服み心地」と「危険性の評価」

　薬の服み心地を図1のように表してみました。だんだん下にいくにしたがい、服み心地が出てきます。フェノバールは服んだらすぐにわかります。テグレトールも服んだときの負担が比較的少ない薬として紹介されてきましたが、実際には必ずしもそうではないようです。これは、小学校くらいのときから約20年ずっと抗てんかん薬を服用してきており、大人になってから手術をして治って薬を服まなくてもよくなった患者さんに聞きました。

　昔、『巨人の星』で星飛雄馬という主人公がおりましたが、大リーグボール養

成ギブスというのをご存知ないでしょうか（笑）。魔球を投げるために、体にたくさんのエキスパンダーのようなものをつけるんですね。それでボールを投げると、筋肉がうまく発達して魔球が投げられるわけです。20年間大リーグボール養成ギブスをつけていると、それが自然になってしまいます。つまり、それと同じように、この薬を20年後にしてようやく服まずに済むようになると、患者さんは「身体はこんなふうに楽なんですね」とびっくりされることがあります。だから、この大リーグボール養成ギブスを取れば、それだけ体が楽になる、このように負担をかけていたのだ、ということなのです。最近ではより負担の少ない薬も出てきています。

「官能的評価・主観的評価」と「危険性の評価」というのは、同じく副作用として一般的にはまとめてくくられていますが、分けて考えることが大切だと思います。つまり、患者さんの服み心地と、その薬がどれくらい危険かということは、あまり関係がありません。どんなに不快、うっとうしい薬でも、たいして危険でない薬もあれば、服んだときは羽のように軽いけれど、一定の危険性がある薬もあります（図2）。

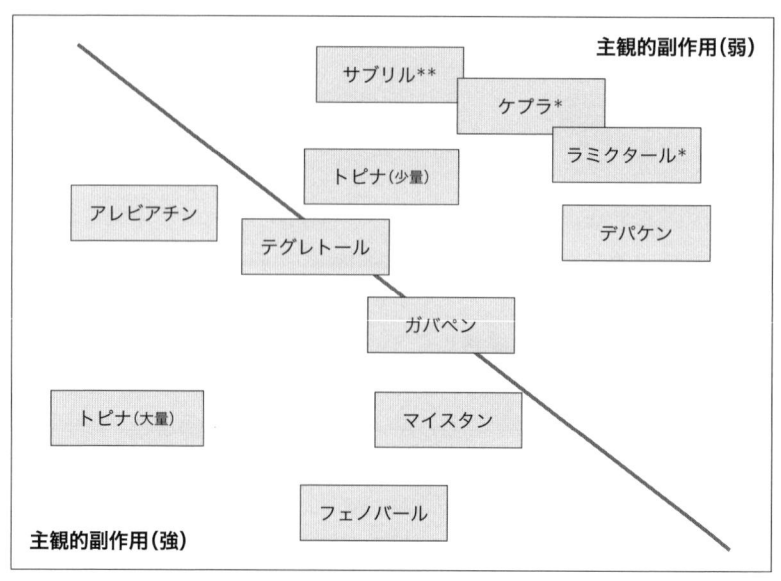

* 本邦で発売された場合、異なった商品名となる可能性がある
** 今のところ本邦での発売予定はない

図1 抗てんかん薬の飲み心地のイメージ

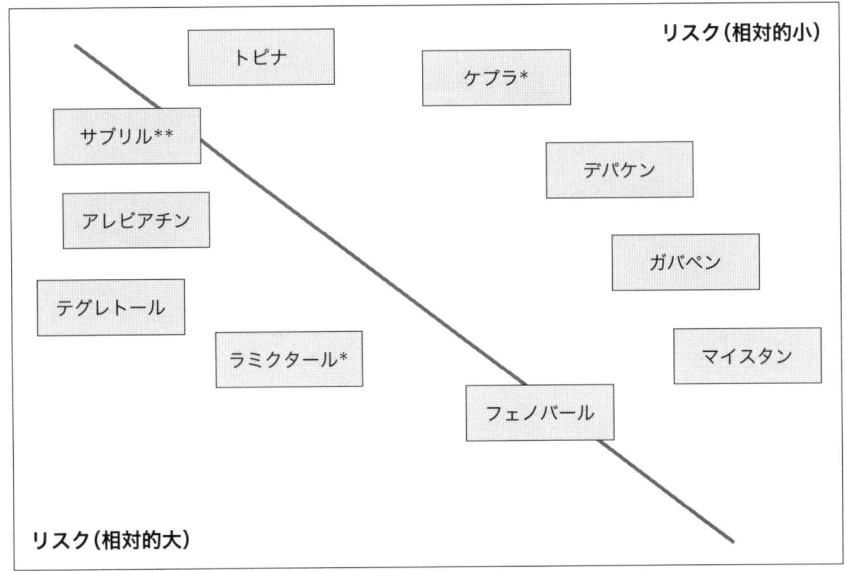

* 本邦で発売された場合、異なった商品名となる可能性がある
** 今のところ本邦での発売予定はない

図2 抗てんかん薬の身体的なリスクのイメージ

　たとえば、ラクミタール（ラモトリジン）がそれにあたります。これは、テグレトールと比べても、ずっと服み心地のよい薬で、現在ドイツで一番よく売れている薬です。しかし、よい薬なのですが、テグレトールと似たような頻度で薬疹の発生率があります。何百人にひとりはスティーブン＝ジョンソン症候群※になるということです。それはやはり大きなことですね。

*　*　*

● "道具" としての抗てんかん薬

熊木：今回のご講演は、実はかなり無理を言って引き受けていただいたのです。ここに登場した薬には、われわれが知らない薬も非常に多く、おそらくこれから

※　皮膚粘膜眼症候群。高熱、粘膜病変をともなう重篤な全身性皮膚疾患。

日本に導入される薬であろうと思います。大変勉強になるご講演、ありがとうございました。

　この講演について、皆さんから何かご質問がございましたらお願いしたいと思いますが、まず私のほうから1点お聞きしてよろしいですか。

　抗てんかん薬と言われるもので、テグレトール、デパケンなどは、われわれはどちらかというと感情調整薬（気分安定薬：mood stabilizer）としてよく使っています。こういう薬については感情調整薬としての官能的評価ができそうな気がするのですが、抗てんかん薬として使う場合、官能的評価に馴染まないような感じがありますよね。

　このように、同じ薬でありながら使うスタンスが違うと、官能的評価の形成においても違いが出るような場合があると思います。これは私個人の問題かもしれませんが、先生はそのようなことはないのでしょうか。

兼本：きちんと考えていないので、いや、ここに来るまでにきちんと考えておかなければいけなかったのですが、このように2つが重なるテグレトールやデパケンに関してはどうなのか、はっきりとした答えを用意できていません。

　ただ、たとえば双極II型障害にデパケンを使うような場合でも、患者さんがどう感じるかというよりも、患者さんの行動がどう変化するか、ということにかなり主眼をおいて薬を使っているように思います。その点では、プロトタイプの官能的評価とは少し違うようにも思えます。

　たとえば副作用であっても、患者さんがどう感じるかという点での副作用に関しては、同じ眠気でも、その眠気のあり方に違いがあるかもしれません。また、患者さんがどのように眠気のあり方を感じているかということを、もう少しきちんとなぞっていくと、ある種の眠気のプロトタイプというのか、その薬に関してはどういう眠気を患者さんが一番プロトタイプ的に感じるのか、ということが明らかになってくるのかもしれません。

　このような例は官能的評価に馴染むと思うのですが、抗てんかん薬については、薬のプロファイルの本質的なことと官能的評価とは直接には結びついていないように思います。そこが統合失調症の治療薬との違いではないかというのが、繰り返しになりますが私の考えです。

神田橋：今、先生のお話を聞いて、なるほどそうだよなあと思いました。

てんかんの患者さんには、たしかに自分の精神症状の変化（気分が安定したとか）について、薬との関連で把握しようとする姿勢はありません。だから僕はそれに気がつかなかったけれど、もうひとつこういうこともあるんです。
　てんかんの人の情緒不安定の状態に、僕は3分の2以上の患者さんにホーリットを使いますね。ほかの脳障害の人、たとえばADHDにもホーリットで対応します。そのホーリットを使っていると、ホーリットによってイライラがおさまったということについては、てんかんの人はちゃんと評価しますね。

兼本： そうですねえ。それはその通りですねえ。

神田橋： どうしてなんだろうなあ。

兼本： どうしてなのか、僕も不思議なのですが、患者さんの多くは、とくに精神的な調子が悪いときには、抗てんかん薬とそれ以外の薬を区別をしています。
　ですからたとえば、拒薬があるときでも、抗精神病薬だけを選んで拒薬されたりするんですね。抗てんかん薬を含めての拒薬は、よっぽどでないとなかなかありません。

熊木： 身体に対しての親和性があるのでしょうか？　それが、抗てんかん薬は身体の一部というか、血肉化したものになっているということですかね。

兼本： いや、むしろ逆だと思うんですよ。自分の身体を侵食される感じが、抗てんかん薬にはおそらくないのだと思います。あくまでも薬は外のもので、たとえばめがねをかけるのと同じような感じで薬を服んでいる可能性があるのではないか。そうすると、それこそ大リーグボール養成ギブスかもしれないけれども、自分の身体の一部ではないから、外せるんだという感じが、やはりあると思います。
　「自分そのものがそれによって変化を受けた」という感じがないんだと思います。
　それに対して、抗精神病薬は何か自分自身というものが、どこかで変化を受けたという感じがあるような気がします。
　ですからむしろ、先生がおっしゃったこととちょうど逆かなと思うんですね。血肉化しちゃうと肉付き面のようになってもっと恐いんじゃないでしょうか。

熊木：今拒薬の話をされましたが、抗精神病薬だけ取り除いて拒薬するというのは、血肉化してしまうかたちで身体に取り込まれ侵襲を受けることに対して、何か恐怖感があるということなんでしょうか。

兼本：どちらかというと、めがねであれば、めがねはあくまで道具ですから、道具が自分を侵してしまうという感じを受ける人はあまりいないと思います。
　だから抗てんかん薬はどこまでいっても便利か不便か、使い勝手が悪いか良いかというような判断はされるけれども、道具であって、道具としての距離があると思います。それに対してホーリットやリスパダールという薬は、おそらく距離感が難しいかなという感じがします。

神田橋：いや、兼本先生、今言われてびっくりしました。僕はてんかんの人にはたしかにめがねのたとえを使いますよ。
　「これ服んでると発作が起こらないからね。やめると、生活は不自由だし、発作が起こるから、めがねかけているのと同じつもりで服みなさい」って言うけど、ほかの人には言わないですねえ！

兼本：統合失調症の人の薬は、めがねではない感じ方なんでしょうね。

神田橋：「めがねがないと生活が不自由になるから、リスパダール服みなさい」とは言わないよねえ。てんかんの人にはしばしばめがねのたとえをしますねえ。先生に言われて気がついてびっくりだ。面白いなあ。高血圧の血圧コントロールのときも、僕はめがねのたとえを使いますね。

● **作用を及ぼされるという違和感**

水谷：てんかんの人が、リスパダールやホーリットを服んで副作用と感じるときというのは、身体に対する違和感、それとも心に対する違和感なんでしょうか。

兼本：身体に対する違和感も心に対する違和感も両方あると思います。それは外観上症状が改善していても、やはり何か違和感があるのでしょう。とくに薬が効きはじめる頃にこうしたことは起こりやすいように思います。

神田橋：兼本先生がおっしゃっているのは、こういうことですね。ともかく作用があるということです。「この薬、私に作用があるから、これ除けておこう。てんかんの薬は作用がないから、発作が起こらないだけだから服んでおくけど。作用がある薬はなんか違うわ」という感じでしょう。作用があるのは、その作用が良かろうが悪かろうがいやだ、ということですね。

「私は酒も飲まないのに、こんなものを服むのはいやだ」というような反応ですよね。何か化学物質が自分の主観に作用を及ぼすということの、不気味さというか……不気味とまでは言わないけど、好みに合わないという感じですかね。面白いなあ。

高血圧の人も「自分は薬で正常化しているんだと思うと不愉快だ」「なんとかして薬なしでやれないか」と言いますね。

兼本：それにはものすごく共感しますね。「自分の力でどうにかなりませんか？」とよく言われます。

てんかんの人を診ていると強く思うのですが、本物のてんかん発作で来院する人は、一番最初の入り方としては、「自分はてんかんではないのではないか」と言われる人が多くて、心因性の場合には「これはてんかんではないか」と言われる傾向があるように思います。もちろんそれで鑑別ができるということではありませんが。

「努力で治りませんか」と患者さんから言われますし、多くの人はそれで実際とても努力されてもいます。ですから、努力が病気に影響を及ぼす余地はあったほうがいいように思います。

たとえば、「気合を入れたら止まりませんか」と言われるので、「気合で止まる場合もあります。腕からしびれが上がってくる人は、たとえばマンシェットで腕を締めつけると止まることもあります。でも全部はそれでは止められないので、薬を道具として使ってください」と言います。自分が少なくとも一部はコントロールできるという感覚は大事だと思います。

神田橋：自転車から降りると発作が起こる人がいますね。乗っている間はもっているのですが、降りると倒れる。緊張状態がいいのでしょうかねえ。

兼本：「緊張しているときは発作が起きないから、車の運転をしているときは大

丈夫です」と言う方が稀におられます。でも「それはやめてください、万が一のことがあるから勘弁してください」と言っています。

神田橋：車は駄目ですよ。オートバイはいいです。車は僕らでも時々リラックスしますので駄目ですよ、あれは。危ないです。自転車はいいけど、車は駄目って僕は言っています。自転車に乗っていて倒れた人、あんまりいませんねえ。止まったらばーっと発作が起こるけど。

熊木：ふつうの精神科の薬でもそのようなことはあるのですが、抗てんかん薬ほどには免責とならないのでしょうか。

神田橋：難しいねえ。僕はむしろ先生のお話を聞いていて、はじめて連想したのですが、われわれが扱っている世界が官能的世界だからではないでしょうか。病気とか精神科疾患と称して、対象化して話し合っている世界が実は官能的世界であって、てんかんは官能的世界ではないということ。そう考えれば、今のことが説明できるのではないかと思うのですが。

●双極性障害になぜ抗てんかん薬が効くのか

神田橋：別の質問なのですが、兼本先生、感情障害（気分障害）のことを話してくださらなかったので、ぜひご意見伺いたいです。
　どうして双極性障害にてんかんの薬がたいてい効くのですかね。

兼本：薬理学的にどう効くかという話ですと、これは当然僕が答える立場ではないと思うのですが、たぶん先生のご質問もそういうご趣旨ではないですね。

神田橋：僕も、なかなか双極性障害の波がおさまらない人に、端からてんかんの薬だからと使ってみるけど、あまりよくありませんね。皆さんあまりお使いにならないけども、僕には全国からなかなか治らない双極性障害の人が送られてきます。まあ、全国と言っても、茨城から南ですよ。北海道からは来ません。
　その難治性の人の3分の1は、リボトリールが有効です。リボトリールでばっちりよくなります。5年も10年もかかっていた人が、半年くらいでよくなっ

て、社会生活ができるまでになります。

　精神科医では誰もリボトリールを使わないから、僕が使ってるんですが、全双極性障害のだいたい1割くらいの人にリボトリールが効くように思うのです。てんかんの薬として使うものなのに、なんで効くんだろうなあと思って……。

兼本：無責任に発言させてもらうと、脳の中につまみのようなものがあるとしたら、ふつうの抗うつ薬や抗精神病薬は、テレビの画面を想像すると、色の調節のような微細なことを調節するつまみであるのに対して、抗てんかん薬はそうではなくて、電源を切るとか入れるとか、もっと根元のところで電気の量を落としたり上げたりというイメージになるように思います。

　つまり、微細なところを触っていてもなかなかうまくいかない人に対して、電源を下げてしまうとか、あるいは、切ってしまってはいけませんが、電源を少し落とすように働くのではないでしょうか。それが微調整のつまみでこまかく調節してもうまくいかない人の一部に効くのかなという気がします。

神田橋：僕は、今の先生の説明が、今のところ一番納得できます。いろんな薬を入れて、どんどんどんどん薬が増えて、どうしようもなくなってしまった人が多くて、もう本当にかわいそうなんです。

　診断はちゃんとついていますから、たいていはリーマスは使われているのですが、まあせいぜいデパケンまでしか使われていないですね。テグレトールとリボトリールはほとんど使われないです。とくに外来クリニックでは、テグレトールを恐がって使わない傾向があります。

　ときに、テグレトールを使うと、ばーっと薬の種類が10分の1くらいになることがあります。十何種類出している人が、ばたばたばたーっと半年で薬の種類が5分の1にはなります。

　先生の先ほどの説明が、僕の臨床体験のフィーリングを一番よく説明します。何か一番基盤のところは……発火でしょうから。

大槻：リボトリールを適用するうつ病患者さんの特徴と言いますか、印象はどうなのですか。

神田橋：僕は適用の話はあまりできないんですよ。どうしてかというと、またあ

官能的評価をいかに考えるか　　29

とで話すような方法［62-63頁参照］で薬を決めているものですから。

　だけど、その方法で決めて効いた人を集めてみますと、どこか天才的なところがあります。何か感性の部分でとてもすぐれている人。リボトリールが効いた人たちを集めますと、ドクターが結構多いですね。それから、一流企業のマネジメントをするような、中間管理職より上の幹部の人たち。それから、芸術的才能が非常にすぐれた人ですね。それを一言でいうと、通常語で「センスがよい」と感じるような人たちです。

大槻：それは逆に、天才的なひらめきというのは、てんかんにおける異常波の放電みたいなことが起こっているということなのでしょうか？

神田橋：それはちょっとわかりません。リボトリールが効いた人は相当な数になります。10や20ではありません。皆よくなられてからみると、「なるほどね、どの人も一種の天才だなあ」と思うような方が多いです。
　ちなみに、リーマスが効く人は、お人好しで、一緒に酒を飲みにいくにはいいけど、一緒に仕事をするとちゃんと仕事をしているかどうか点検しなくちゃいかんような人ですね。

兼本：それは本当に当たっていますね（笑）。いい人が多いですよね。リーマスがポーンと当たる人には「ああ、この人はいい人だ」と感じる人が多いように私も思います。

神田橋：そして、お中元やお歳暮を持ってきてくださる（笑）。

兼本：本当にそうですねえ。

神田橋：僕はリーマスの患者さんから、年末にはいっぱいお酒をいただきます（笑）。
　ああ、ちょうど予定の時間になりました。……僕、司会までしちゃった（笑）。

熊木：では、兼本先生ありがとうございました。

第2章
症例検討会を通してみる官能的評価

A うつ病として治療されていた双極スペクトラムの親子

症例提供者：水谷雅信

【症例A】45歳、女性（当院初診：X年3月）
【初診時主訴】「体がだるい。鉛を背負ったような感じ」
【既往歴】30歳時、十二指腸潰瘍。
【自分の性格】まじめ、外交的、責任感が強い、くよくよしやすい、思いつめる。
【家族歴】母がうつ病（治療歴など後述）。弟がいたが2歳時に交通事故死した。父は材木業を営み、実務的でおとなしい人。Aは父に怒られた覚えがほとんどない。
【生活歴】弟の死により、事実上ひとりっ子として育った。小学生時はおてんばだった。体力もあり、スポーツもできて、徒競走でも一番。年少の子どもたちも仲間に入れて皆を遊ばせるのが得意だった。ひとりで遊ぶことはなかった。高校時代はソフトボール部のピッチャーでキャプテンをしていた。

地元の私立大学を卒業後、父の取引先の会社に就職した。会社は実家から自動車で20分の距離にある。社内で経理の仕事などをしながら、しばしば営業で取引先を回る。業務は自己裁量の部分が多かったが、取引先の行事や会合などがあればほとんど断ることなく、夜半まで付き合うこともしばしばだった（発病前まで変わらず）。

母から勧められて見合い結婚をし、夫は婿養子。その後、長男・長女を出産し、4人暮らしとなったが、実家から歩いて5分の住まいには、現在まで毎日のように母が訪ねてくる。

【初診時までの病歴】X年2月より、上司の指示で取引先の会社のイベントを手伝いはじめた。平日は会社の本業、夜間休日はイベント準備、と多忙な日々が続いた。3月中旬、風邪をひいた。初診前日は取引先との長時間の打ち合わせ中、座っていても気分が悪くて仕方なかった。早退して内科医院受診するも、原因不明と言われた。不安はないが「人と話したくない気分、話しかけられるとイライ

ラする」状態で、みずからの選択でＩ市民病院精神科を受診した。初診時「快活、大きめの声、ハキハキ話す」とのカルテ記載。

【治療歴】初診担当医Ｌは「神経症性抑うつ」の診断で、ドグマチール100 mg、ワイパックス1 mg／日を処方。2回目受診はその10日後で、風邪症状は遷延化していたが、だるさは楽になっているという。3回目はその1ヵ月後で、寝つきにくいときだけ薬を服むという。その後、薬のみ取りにくることが続いた。Ｘ＋1年3月を最後に通院は中断していた。

Ｘ＋1年10月、不安が強くなった。母に肺がんの疑いがかかり、それが心配で頭を離れずにいたところ、「不安で立っていられない」状態となり、久しぶりに受診。このときからＮ医師が主治医となる。ドグマチール100 mg→150 mgへ。これ以降、身体症状ではなく、「不安」の訴えが著明となる。

11月下旬、抑うつ気分と不安が強まり、入院（3ヵ月間）。このときの病名は「うつ病」。「症状軽快」で退院したが、その3日後に外来受診し、「真っ暗な家の中でたったひとり目覚めていることが不安だった。早く（Ｎ医師に）この悩みを聞いてほしかった」という。Ｎ医師は、Ａが話すなら外来で1時間以上でも話を聞き続けた。

3月下旬に再入院した（1ヵ月間）。5月中旬、復職。しんどいので内勤にしてもらう。アモキサン100 mg＋テシプール3 mgなど処方されるも改善みられず。

8月上旬、ロヒプノール30錠を服用し、入院（第3回入院）。このときから水谷の引き継ぎ後まで約4年半休職が続いた（父の会社との関係により特別に解雇されなかった）。第3回入院中「強い不安発作が続き、自殺が頭を離れず……他患からの影響に左右される……自我境界が不安定……うつ病が葛藤を作り神経症状態になっている」状態であったという。退院2日後、5日後、7日後……と頻回に外来受診、希死念慮を訴えている。頻回の救急外来受診が続いた。

Ｘ＋3年夏からは過食・リストカットも頻回となる。セロクエル300 mg／日などが処方されている。9月、「自分だけ異世界にいる、周囲の世界が遠い」と思える、「死はいいよ。甘美な世界だよ」とささやく声が聞こえる、などと語った。10月から過呼吸症状が頻発。この年も多量服薬による救急入院が繰り返された。

Ｘ＋4年1月からは母の抑うつ状態も悪化し、Ａに話を聞いてほしがったり、散歩に付き合わせようとしたりすることが多くなった。Ａはそれが負担でも断らなかった。3月には、「死に誘う死神」「（自殺）道具を見せてくるおばけ」が

「見える」と訴え出した。この頃は、薬剤は場当たり的で迷走していたようで、セレネース 3 mg、ジプレキサ 10 mg、ドグマチール 150 mg、アナフラニール 75 mg が同時に処方されていた。

　この不安定な時期にも、自動車で息子らの塾の送迎をしたり、不安を訴える友人の話し相手になったりしていた。隣町までの外出や炊事はできなかった。主治医交代直前の X＋5 年 5 月には農薬を服用して 1 泊入院した。

　X＋5 年 6 月、主治医交代。水谷が主治医となった。
【引き継ぎ時の処方】 ランドセン 1.5 mg、パキシル 20 mg、ベゲタミン B 3T、ロヒプノール 4 mg、レンドルミン 0.5 mg、レキソタン 16 mg、パリエット 10 mg／日。
【当時の外見】 スウェットスーツ上下、化粧はせず。肥満ではあるが、筋肉が結構ありそうな体型。色黒。目の下の隈が少しあり。瞳孔は散大気味で、こちらの目をまっすぐ見すえて話す。

　引き継ぎ後初回面接で、「発作的に死にたくなる」「何か些細なことを批判されると、全人格を批判されているように感じてしまう」といった訴え。後者の自覚に対し「考え方のくせ」を直していくこともできる、と伝える。

　翌日、再受診。医者に「受け止められていないと感じた」「だから」夜に自宅前の道路に立ち、自動車に轢かれることを期待した。「くせというのは批判的な言葉じゃないですか」と言うものの、怒りを抑えながら、震えながら話す。「先生は受け止めてくれていますか？」と迫ってくる。これに対し「なんとなく心情的な言葉なので答えようがありません。ただ、お話は聞いていきます。今後薬や生活の仕方などを考えていきましょう」と答える。最初から下手に認知療法的に介入するより治療関係作りを目指すよう、こちらも反省した。

　2 回目の診察以降、本人の抵抗はあったが、水谷から面接時間を週 1 回 30 分間、と設定した。このあと 1 年ほどの間、面接終了時刻が近づいてくると薬や体調の話で面接を引き延ばそうとする様子で、退室時は笑顔でも、その後すぐに看護師に診察についての不満を話す、といったことが続いた。面接前半で気分が高揚気味となり、それが終わりかけると不安が増すようであった。
【この頃（X＋5 年下半期）の面接内容】 毎回の面接は、身辺で起きた些細なことについての話からはじまった。話を聞くと、情景はよくわかるが要領を得ない話であった。いろいろなことが決断できない（例：日常の料理メニューや家電製

品の選択もできない）、また、周囲から頼みごとをされると断れない（例：訪問販売、話したくない知人からの電話、地域役員の仕事）など、決断を求められる状況になると、「頭が真っ白」になり、「私が死んだら解決する」と考えてしまう、との話が繰り返された。

「パニックになる前に一呼吸おきましょう」「明日にできることは明日に延ばしましょう」「人に頼れるところは頼りましょう」「いやな相手には居留守を使ってもいいのでは」といった単純な助言に対し、「はあ～、そんなふうな考え方があるのですね」といたく感嘆することが多かった。これらの助言により医師という権威から承認を受けて安心できるようであったが、このままではAの自尊心・問題解決能力が向上しないと考え、具体的にAが独力でできていることを取り上げ、気づかせていった。

また、Aは、無力感や低い自尊心をもちながらも、「（4年も休職しているのに）自分にしかできないことがまだ何かあると思える」ので仕事に戻りたい、と話し、復職に備えてパソコン教室に通い出す、という状況であった。

さらにAは、発病前から、八方美人的に振る舞い、宗教の勧誘の電話を断るという程度の自己主張もできなかったと語ったが、それについては、「（いやなものを断るのは）自己を守るための当然の行動であり、多少相手が不愉快な思いをすることがあっても仕方ないこと」などと話し、Aの攻撃性が出てきたときも、それがよほど破壊的なものでない限り、自己主張能力が出てきたと評価して支持していった。

X＋5年7月からベゲタミンBを徐々に減量していったが、そのぶんは結果的にコントミン75 mgに置き換わっただけに終わった。

8月中旬「死神の誘惑が出てきた」との電話があり、その晩、農薬と睡眠薬中毒で救急入院。翌日、退院となるが、これを機にパキシルを10 mg／日に減量した。

9月、夫と面接する機会があった。今までに明らかな躁・軽躁のエピソードはなかったようだが、Aには浪費の傾向があり、自宅にはたくさんの服や宝石があるとのことであった。

10月上旬、腹痛で内科入院（4週間）。胆石もあったが、結局内科医は心因性の腹痛と判断。内科から退院を指示されそうになると飛び降り自殺をほのめかす。外泊を繰り返し退院。

この入院中、原因不明の軽度の肝障害があり、以前から水谷がパキシルの有害

性（衝動性促進、退行促進）を疑っていたこともあり、同薬を中止とした。すると、翌週に食思不振が強まり、10月下旬には「左巻きの世界に入っていて苦しい」という。それは「シュールレアリズムの絵の中に入っているというのか、皆とは違う世界」が「現実」の中に「ふっと出てくる」という。今までにない、無力感の漂う沈うつな表情であった。

　結局、本人の希望もあって、11月はじめにパキシルを10 mgから再開としたが、その後外来にて30 mg／日まで増量した。すると徐々に生気が戻り、家事が少しずつできるようになっていった。ただ、この頃でも日用品の買い物で選択できないことは続いた。

　12月中旬、自宅で多量服薬し、1泊入院。「死ぬつもりはまったくなかったんですー。失敗したー」と、後悔するというよりどこか楽しげな言い方であった。復職を現実的にイメージしたことによって自信をなくしたのかを尋ねると肯定した。回復を再保証した。

　この頃から穏やかな表情が多くなっていった。主治医にもだんだんと感覚的に回復感が伝わってきた。まだ早起きができていなかったので、生活リズム作りを指導した。

　X＋6年正月、発病後はじめておせち料理を作れた。

　1月中旬「厭世観はなぜかすっかりなくなりました」。服装が派手でもないが年齢相応におしゃれになった。掃除もできるようになったという。

　2月、3食の献立を立ててから食事を作れるようになった。「慌てない」ように心がけている、という。先日は朝の出勤のシミュレーション（車で職場まで行ってみる）ができた。しかし、まだ時々、診察後に過呼吸、当日夕に些細な用事で主治医に電話があった。

　3月、本人・会社上司と話し合い、休職扱いながらも、リハビリ出勤をすることになった。週1回2時間出社し、とりあえずデスクで単純事務作業をするところからはじめた。だんだんと出勤頻度と会社での滞在時間を増やしていったが、精神的にはむしろ安定し、5月末にはレキソタンが不要となった。

　6月中旬、復職。この頃、口内炎がよくでき、六君子湯[※1]を処方した。しかし、その後も口内炎はよくできた。Aによると、この頃から寝る前に過食することが多かったという。

※1　漢方薬。胃腸の弱いもので、食欲がなく、みぞおちがつかえ、疲れやすいタイプの、胃炎、消化不調、食欲不振、胃痛などに有効。

復職前に上司・担当医師との間で、残業はしないという約束であったが、時々不必要な残業をすることがあり、「仕事で疲れてくると、手首切ったら楽かな、と一瞬思ったりする」が、すぐに思いとどまることができた。

　11月、誘因なく「物寂しさ」が強まり、「うつが再発しそう」と言い、電話してくることが多くなった。「気虚※2」の状態と考え、補中益気湯※3を処方した。

【この時点での処方】ロヒプノール 2 mg、コントミン 75 mg、パキシル 30 mg、補中益気湯 7.5g／日。

　X＋7年5月、復職後1年以上経過し、安定した状況であった。救急受診も電話もまったくなくなった。面接時間も20分足らずで終了することも多くなった。営業の仕事もこなせるようになり、コントミンも 50 mg／日と減った。

　同月、母が、自分も加療してほしいと、C心療内科からの紹介状を持って来院した。Aの母への嫉妬が気にかかりながらも、この時期のAにはそうした状況に対処できる能力があると思い、母の主治医を引き受けた。

　しかし、後述のように、Aが一時的に不安定（母への怒りの爆発や発作的な胸痛など）となったため、母の主治医はほかの医師に代わってもらい、このときにAの漢方薬は柴胡加竜骨牡蠣湯※4に変更した（このとき、舌は若干鏡面様で胖大気味であった。胸脇苦満も認められた）。間もなく日中の眠気の訴えが強まり、コントミンをテトラミドに置き換えていった。

　その後、状態は安定し、X＋8年正月には、以前には到底考えられなかった海外旅行ができ、負担になっていた友人からの悩み相談の電話なども、そのときの心身の調子に応じて断ることができるようになった。営業先に過剰サービスすることもなくなった。

【最終的な処方】レンドルミン 0.25 mg、パキシル 30 mg、テトラミド 30 mg、柴胡加竜骨牡蠣湯 7.5g／日。

Aの母について

【病歴】もともと社交的で友人も多かった。生け花の先生をしていた。

　58歳時、胆石の手術をした。その後間もなくから抑うつ気分が強くなった。

※2　中医学用語。気が虚している、すなわち身体の気が足りないという状態。
※3　漢方薬。消化機能が衰え、四肢倦怠感著しい虚弱体質の、病後の体力増強、食欲不振などに有効。
※4　漢方薬。比較的体力があり、心悸亢進、不眠、いらだちなどの精神症状のあるタイプの、高血圧症、動脈硬化症、神経衰弱症、てんかん、ヒステリーなどに有効。

C心療内科に通院しつつも、抑うつ状態の悪化を繰り返し、K総合病院精神科に入退院を繰り返していた。

アナフラニール 200 mg など、三環系・四環系抗うつ薬を高用量で投与され続けていた。リーマスなどの感情調整薬が投与されたことはなかった。

【紹介時、前医の処方】ランドセン 1.5 mg、コンスタン 1.2 mg、アナフラニール 100 mg、パキシル 20 mg、ベゲタミン B 1T、アモバン 7.5 mg、ベンザリン 10 mg／日。

母の病歴を聞くと、うつ病相の合間にごく軽い躁状態があり（毎日のように近所の集会所に行く、高価なものを時々買ってそれを夫に咎められると発作的に多量服薬するなど）、病前性格も病後の行動も A とよく似ていた。体型や顔貌など外見も A によく似ており、ふたりとも胆石発作を経験しているので体質も似ていると思われた。

【治療歴】X＋7 年 6 月中旬、抑うつ状態が悪化し、食思不振・寡動となり、1 ヵ月入院した。入院中にも軽い気分変動があり、このときにデパケンを処方した。

ただ、この入院中に A の嫉妬心が強まり、母に対し攻撃的となった（「なまけている」などと責めた）。A から、母の主治医はほかの医師に交代してほしいとの申し出があり、P 医師に母の主治医を任せた。

母は当初からとくに抑うつ症状が強まるとパキシルを希望したが、P 医師はデパケン中心の処方とした。その後、デパケンで肝障害が出現し、同薬は中止され、下記処方となったところで病状は安定し、その後 8 ヵ月間、大きな気分変動はみられなくなり、本人も喜んでいる（以前には、年に数回以上気分変動があった）。

【安定時の処方】セロクエル 120 mg、テトラミド 20 mg、レンドルミン 0.5 mg／日。

【薬物について考察】抗うつ薬により病状不安定化の弊害が出ていた、双極性障害圏（双極スペクトラム）の親子症例と考えている。A については、はっきりと双極性とは断定しがたいが、少なくとも内海の言う soft bipolarity[※] に相当し、母

[※] 感情障害は、単極性障害（うつ病あるいは躁病）と双極性障害（躁うつ病）に二分するのが常とされていたが、アキスカル（Akiskal）は両者間の移行を積極的に認め、この中間領域を soft bipolar spectrum と呼んだ。これを踏まえて、内海健は現代の抑うつ状態の特徴を "soft bipolarity" という呼称のもとにまとめた。

は双極II型障害と言えるだろう。

　多量服薬の心配もあり、Ａにはリーマスやデパケン、テグレトールなどの感情調整薬は処方しなかったが、どこかで投与すべきだったか。

　Aに対し、パキシルが効いているのかそうでないのか、よくわからない。母と同じくセロクエル中心とした処方にしたら、よりシンプルな処方にできたかもしれないとも思える。パキシルはＡの衝動性・刹那性を強めていたようにも思えるが、Ｘ＋５年末の再投与で奏功したようでもある（Ａ本人は効果があったと思っている）。

　漢方薬の妥当性については不勉強のためよくわからない。どれも悪影響はなかったようではあるが。

＊　＊　＊

●双極性障害が苦しむ中学時代

水谷：今回の症例は、実際の生活歴や家族歴を若干変更してあることを、あらかじめお断りいたします。また、今回のワークショップの趣旨より、この症例の面接中、患者さんが感覚的・官能的なことをおっしゃっているものは、「　」でそのままの言葉を書かせていただいています。

　Aさん、女性です。初診日45歳。初診日の主訴が、「体がだるい、鉛を背負った感じ」とおっしゃいます。発達歴・既往歴に関しては、30歳のときに十二指腸潰瘍になられたことがあります。自分の性格を、まじめ・外交的・責任感が強い・くよくよしやすい・思いつめている、というようにおっしゃってます。家族歴は、お母さんがうつ病ですが、治療歴はあとからご説明いたします。……弟さんがいらしたのですが、2歳時に交通事故死しまして、実質、ひとりっ子として育ちました。要約して申しますと、大学を卒業し、養子をとられ……

神田橋：これね、双極性障害が出たんで申し上げますが、中学生のときのことを聞いてもらわないと困るんです。Aさんはおそらく中学時代の後半に、落ち込んでいるような気がするんです。中学時代について何か聞かれました？

水谷：実は、小学校のときから、とは聞いていましたが、そのあとの話は高校か

らですので、中学生のときの話が抜けています。ひょっとしたら、本人が話を省かれたのかもしれないですね。

神田橋：というのは、これは僕の説なのですが、双極スペクトラムの人は、窮屈な状態で我慢すると、波が大きく振れるんです。
　小学校から中学校に入ると、とくに女性は急に服装検査などのいろんな締めつけがありまして、そして高校に入るとまた少し自由になるものだから、中学時代が憂うつで、登校拒否になったりするんです。だから、「中学はどうでしたか、活き活きしてましたか」と聞いてほしい。とくに最近は、中学はどんどん窮屈になってますので。

水谷：女の子にそういうことが起きやすいのでしょうか。

神田橋：いや、男でもそうです。

水谷：やっぱりそうですか。男性の症例でも、たしかに中学校発症の人が多いです。中学校で発症して、高校で楽になるというふうですね。

神田橋：そうした症例のほとんどは、中学で登校拒否などになり、自然によくなっています。中学は一番悪い環境の時期です。

●「不安」というカルテの記載は誤診のもと

水谷：生活歴は、私が初診から集めたというわけではなく、あとでだいぶ具合が悪くなってきてから引き継いで、その後しばらくよい状態だったときに、「昔は○○だったんですよ」とちょっと自慢話的な感じで聞いたものです。だからそういう暗い部分は落とされている可能性は、たしかにあるかと思います。
　結局大学を卒業して養子をとられ、結婚してからも仕事を続けていった。とにかく仕事にのめりこんでいかれるタイプの方で、自分の会社だけではなく、取引先の行事や会合があると、断ることなく夜半まで付き合ったり、休日も出勤していたり、というように、仕事には過剰適応してこられた方ですね。

神田橋：ここで過剰適応という表現が出てくるのは、僕は好かんのです。そうではなくて、Ａさんが出すぎて、人の迷惑になっていたんじゃないか、というふうに聞いてみたいんですよ。つまり過剰適応じゃなくて、でしゃばりなんです。適応だったら皆から讃えられますけど、出すぎた人だと思われていることが実際には多いです。

水谷：後者の可能性はかなりあると思います。

神田橋：過剰活動なんです。そして過剰活動が生きるうえで心地よくなる人には、まずリボトリールが効くのでは、と考えます。

水谷：リボトリールを使ったほうがよいのですか。実は使っているのですが。

神田橋：使おうかな、とまず考えるんです。やり手と言いますか、１日４時間しか寝ないでよくもつな、とか思う方がいますね。しかも、本人は好意・善意で行動しているんだけども、皆とペースが合わないから、自分勝手などと言われることもあります。

水谷：本人があとから「上司から無理に（取引先の手伝いをするようにと）言われたこともあって（悪くなりました）」というふうにおっしゃるんですが、自発的にお手伝いをしているだけであって、上司が言って無理にやらされたとは考えにくいところもあります。
　この方はお見合い結婚をして、近くにご両親が住んでいるという家庭環境で、お母さんがＡさんにべったり、ということが現在まで続いております。
　初診日までの病歴ですが、取引先の会社のイベントを手伝う、やらなくてもいいようなことをやってしまう、といったことがずっと続いている中で、身体の具合が悪くなって、しんどいということで先に内科に行かれました。しかし、原因不明と言われ、本人は即、精神的なものかなと自分で考えて精神科に来られました。初診時のドクターの記録では、「快活で大きめな声」とありました。
　初診の担当のドクターは、神経性症の抑うつ・軽症抑うつと診られたようで、ドグマチール、ワイパックスを処方されました。
　その後、一時的に楽になったようで、仕事に行けるようになったのですが、翌

年の3月を最後に、通院は中断されました。

それから約半年後、不安が強くなり、お母さんに肺がんの疑いがかかったことで不安になり、立っていられないような状態になりました。そのときに、私の前の担当のN医師が主治医となり、ドグマチールを増量しています。

この頃から身体症状は訴えなくなり、不安の訴えがメインとなりました。入院がまず最初に3ヵ月ありました。

神田橋：「不安」とカルテに記載されるのは誤診の原因です。というのは、「不安」という言葉は、すごくたくさんの、多種多様な官能的世界をひっくるめてしまいます。「憂うつ」もそうですね。だから、これをカルテに書くのは雑な診察だと思います。

体験自体をもう少しこまかく書かないと、症状が絞られないんです。「焦り」「じっとしておれない」「一日中○○だ」とかね。

双極性障害の人はとくに医者に合わせてくれますので、こちらが「不安なんですね」「不安がひどくなりましたか」と言うと、こちらの言語の「不安」に合わせて会話してくださるから、もうさっぱり官能的評価にならんの。

水谷：そうですね。たしかに、私が主治医に代わってからも、わりとそういったところは、しばらく続いたと思われますね。

前のドクターは、外来で1時間以上もずっと、ほかのうしろの人が少し押していても話を続ける間は聞いてあげるということでした。ただ症状記載に関しては、ちょっと少ないかなと思いました。

● 「何があなたの病気をよくしたようですか」

神田橋：「不安で立っていられない」と患者さんが言ったときに、「しゃがんだときに不安はどうなりますか」と聞いてなければ、症状を聞いたことにはならんの。つまり、しゃがむことが対処行動足りうるのか、足りえないのか、ということを聞かなくてはいけません。

せっかく患者さんが言ってくれていることを立ち入って聞きましょう。その聞き方は、根掘り葉掘りではないんです。患者さんは、「よくぞ聞いてくださった」と思うの。皆、面接が下手なの。

水谷：まずい面接について、さらにいろいろ指摘されてしまいそうですけど続けます（笑）。

　入院を繰り返すようになりました。しんどいと訴えての入院、そしてこの年の8月くらいからは大量服薬をして入院、ということを繰り返しました。

　この大量服薬をして入院したときの主治医の記載には、「強い不安発作が続き、自殺が頭を離れず」「他患からの影響に左右される」「自我境界が不安定」「うつ病が葛藤を作り神経症状態となっている」とありました。

　その後もずっと、退院してからも頻回に外来に受診され、自殺したいという言葉を訴えています。本当にかなり頻回になっていまして、カルテもどんどんぶ厚くなってきているという状況でした。

神田橋：この記載はとてもいいですね。「うつ病が葛藤を作り神経症状態となっている」というんでしょ。神経症的葛藤からうつになったということではない、逆の順番だとちゃんと書いてあるんです。だから、心の病気ではなく、脳の病気ということ。

水谷：そうですね。だんだんとこの主治医は脳の病気とみていきます。最初のドクターは神経症と言っているのですが、このドクターはうつ病が問題のベースと考えています。

　ただ、どうも双極性障害という観点はなかったようです。次の年の夏から、過食・リストカットが頻回となります。

神田橋：途中でよくなっているときがありますね。しばらくいいから薬を服まなかった、と。そのときに「何があなたの病気をよくしたようですか」と患者さんに聞くべきなの。

水谷：このときは実は薬だけ渡していて、何回も薬だけの受診が続いている、ということでした。

神田橋：こちらでもう一度病歴をとるときによくなった理由を聞くのです。ふつう悪くなったときの原因は聞くんですが、よくなった理由は聞かないよね。そこに一番いいデータがあるの。

A　うつ病として治療されていた双極スペクトラムの親子

「薬やめたらよくなりました」という話だと、「ひょっとしたら薬服んだから、かえって悪くなっていたのかも」って気づくでしょ。そういうこともたまにはあるの。

水谷：はっきり聞いたわけではないのですが、よくなったときは、「ふだんは『あっち行け、こっち行け』『もっとがんばれ』と言っていた上司（の態度）が変わった」とおっしゃるんですね。それがよかったのかな、と推測しているのですが。

神田橋：よくなった理由を見つけるのは、治療法を見つけるヒントになる。
　皆、悪くなった理由ばかり見つけるのよねえ。僕はそれを「あら探し的診察」と言っています。希望の見つからないあら探し的診察。

●文字にしなくてはわからない言葉

水谷：X＋3年から、前の主治医がセロクエル300 mgを出すようになり、この頃から、「死はいいよ。甘美な世界だよ」とささやく声が聞こえるということや、過呼吸の症状が出てきました。やはりこの年も、大量服薬による救急入院が繰り返されました。

神田橋：おかしいなあ。「死はいいよ、死はいいよ」というのはわかるんですよね。「甘美な世界だよ」というのは、「甘美」というこの文字を見てみないと、漢字を思い浮かべないと、意味がわからない言葉じゃないですか。そうするとこれは、本人の中で一度文字になったものが、言葉になっているんですわ。
　だからこれは、幻覚か仮性幻覚か自生観念か、と考えると、非常に本人の考えに近いものだと思います。外の世界から「甘美な世界だよ」とはこないよ。本人の表現だよ。

水谷：そうですね。結構感覚的な言葉を使われる方で、とても絵の好きな方でした。

神田橋：そうでしょう。これを聞いたとき、何を考えるかというと、「この人は芸術的な言葉あそび、たとえば詩を創らせたりするとリハビリになるな」と、こ

の瞬間にひらめくといいのです。

水谷：よくなってきたときには、やはり絵を観にいかれてましたね。

神田橋：本人の能力がそこに出ているわけ。

●フラッシュバックをコントロールする

水谷：X＋4年くらいから、お母さんもうつ状態になりました。お母さんのうつ状態は以前から発症していて、不安定な状態ではあったのですが、Aさんにべったりで、しんどいのに散歩に付き合わせようとするなどということがありました。Aさんは断れず、しんどくても付き合いました。

　それから「死神とかおばけとかが見える」と訴えるようになりました。私が主治医ではなくて、カルテ記載だけなので詳細はわかりません。この頃は、薬剤は場当たり的で迷走していたようで、セレネース、ジプレキサ、ドグマチール、アナフラニールを同時に処方されていたようです。

　ただ、こうした自殺企図で年に何回も入院するような不安定な時期であっても、車で息子さんたちの塾への送迎をしたり、不安を訴えてくる友人の話し相手になったりしていました。広場恐怖があり、外出、炊事ができませんでした。主治医が私に代わる直前の5月には、農薬を服用して、1泊入院をしています。

　X＋5年、主治医が交代し、私が主治医となりました。

　先ほど神田橋先生のお話にもありましたが［28-29頁参照］、わりとランドセンを感情障害の方に使っていて、ランドセン、パキシル、ベゲタミンB、ロヒプノール、レンドルミン、その他が出ております。

　そのときの患者さんの外見ですが、全然おしゃれでもないスウェットスーツで、化粧もしていませんでした。肥満はあるのですが、昔鍛えた筋肉が結構あるような感じで、実証の体型なのかなと思いました。色黒で、目の下の隈が少しあるような感じです。ちょっと瞳孔は散大気味で目立ちました。あまり動かない、焦点が柔軟に動かないという感じでした。

神田橋：引き継ぎ時の処方にあるパリエットって何ですか？

水谷：これは胃薬ですね。逆流性食道炎に効く胃薬です。

　私の初回面接では、「発作的に死にたくなる」「何か些細なことを批判されると、全人格を批判されているように感じてしまう」とおっしゃっていました。

神田橋：どんな病気の患者さんでも、発作的とか突然とか、断裂のあるような訴え、あるいは所見があった場合は、僕は全部フラッシュバックではないかと考えて、こまかく「発作的」の実際について聞くようにしています。

水谷：フラッシュバック……トラウマのフラッシュバックですか？

神田橋：はい、トラウマのフラッシュバックです。それを聞くときのセリフは、「忘れてしまっていたいことが、突然噴出することがありますか」「そのときに死にたくなるのですか」と開くのです。

　多くの患者さんで、フラッシュバックのトリガー（引き金）になったものはあまりに小さいために、なかなか気づいていないことがあります。

　フラッシュバックが確定（治療者と患者さんとの間の合意）できると、それを足場にして、「何かあったのではないですか」と聞きます。そうすると落ち着いているからトリガーを見つけることができますが、最初から聞いてもわかりません。噴出してくるという面だけだと知的障害者でもわかります。

　これを僕は、皆さんに使ってほしいと思っています。隅のほうに追いやっておきたいことが突然噴出してくることがあるのです。

水谷：先を読まれているようで、恐ろしくなってくるのですが（笑）。

　実は軽快して安定したあとにも、発症後2年目の秋に、入院していたときに見た冬枯れの景色が突然目の前に浮かんできてつらい、と言われました。

神田橋：PTSDの治療は、僕の中でほぼ完成しています。この間、北海道大学ではじめて講演して、もう原稿にしました。『臨床精神医学』に、2、3ヵ月のうちに載ると思います※ので、見てください。PTSDの治療は、それでたいていうまくいきます。

※　「第2回HPNDA研究会講演記録『PTSDの治療』」『臨床精神医学』36巻、417-433頁、2007年

フラッシュバックのコントロールがPTSD治療の第一段階で、フラッシュバックをコントロールできないと先に進みません。

水谷：このときはフラッシュバックの体験について、まだはっきりとはおっしゃっていませんでした。どちらかというと、「何か些細なことを批判されると」という部分のほうに強調が置かれて、「そこから発作的に（症状が生じる）」という感じで、私も理解をしていました。

初回面接で後者のことに関して、「考え方のくせなのかな」「そういったことを直していくこともできますね」と話をしましたら、翌日受診されて、「先生に受け止められていないと思いました」とおっしゃいます。だから夜に、自宅前の道路に立っていて、どこからか出てくる車に轢かれることを期待して……。

神田橋：これは、僕は面接法が間違いだったと思います。

「何か些細なことを批判されると、全人格を批判されているように感じてしまう」というのは、自我違和的な症状として本人が言っているわけですから、これを自身のくせと位置づけて直していくという答えが返ってくると、突き放されたように感じます。

そうではなくて、「それは、あなたの治療を考えるうえでの、ひとつの重要な症状パターンです。いつ頃からその傾向があるのですか？」と問う。それが発作的に死にたくなることと結びついていれば、発作的に死にたくなることは症状ではなく、「『全人格を批判されているように感じてしまう』ことが症状で、死にたくなるということは、それに対する正常な反応だと考えましたが、それでどうですか」と聞いてほしい。

そうして「『些細なことで批判されると、全人格を批判されているように感じてしまう』という症状について、何か治療を組むようにしましょうね」と提案すると、受け止められていると感じるのです。

「考え方のくせを直していけば、死にたくはならないのですよね」と言われても、本人はそれをもう何回も繰り返して自分でやっているはずなんです。なんとかこのように考えないように、と。その無力感があったはずです。

ここで面白い連想をお話ししましょうか。

「その考え方のくせを直していくことが大事ですね」ということは、些細な批判であり全人格を批判されているように感じる言葉なんです。

A うつ病として治療されていた双極スペクトラムの親子

「そのようなくせを、あなたが直していくようにするといいですね」と言われたことが、些細な批判で、そうすると治療者の言葉によって起こってくるのが、フラッシュバックなの。

だから、これは明らかに治療者の応対によって、本人の言っている症状が誘発されて、受け止められていないと感じることで……ああ、これうしろに書いてあるわ。説明せんでもよかったのだ。しまった（笑）。

こういうところがランドセンの適応の人は賢いんです。シャープなんです。シャープだからフラッシュバックが起こりやすい。だから詩を書くといいんです。言葉のこまかいニュアンスを使い分けることができる。詩を書かせたいなあ。

●「その瞬間、私がいれば助けになれるか」

水谷：そんなときに、これもいいのかどうかわかりませんが、「先生は受け止めてくれていますか」と繰り返し言われて、「(受け止めるということは)なんとなく心情的なことなので答えようがないのですけど、これからのお話は聞いていきます」「薬や生活の仕方などを考えていきましょう」と答えました。

先ほどのように下手な認知療法的に介入するよりも、まずは話を聞いて、治療関係作りを目指していこうと反省しました。

前の主治医が1時間以上診察をするという話をしましたが、私は30分を設定させていただきました。その後1年間くらいは、面接時間が終了しようとすると、薬や体調の話で面接を引き延ばそうとする感じで、退出されるときは笑顔なのですが、そのすぐあとに看護師に不満をもらすといった状況が続きました。だいたい面接の前半では気分が高揚気味となって、それが終わりかけると不安が増すという印象でした。

この頃の面接内容を抽象的な表現で書きますと、些細な身辺の出来事から面接がはじまって、状況はよくわかるのですが要領を得ないな、という印象がありました。いろいろなことが決断できない。たとえば、本当に簡単な日常の料理のメニューとか、小さな家電製品を買うとか、そういったことが選択できない。訪問販売や話したくない友人からの電話だったり、地域の役員の仕事など頼みごとをされると断れない。決断を求められる状況になると頭が真っ白になり、私が死んだらこの問題は解決するというように考えてしまう、という話が繰り返されました。

よく言う「パニックになる前に一呼吸おきましょう」「明日にできることは明

日に延ばしましょう」「人に頼れるところは頼りましょう」のような単純な助言に対して、「はあ〜、そんなふうな考え方があるのですね」と、いたく感嘆するようなことがありました。

そのあたりは、この人の知的能力から考えれば、どうしてそういう考え方ができないのかなと、ちょっと不思議な感じがしました。

神田橋：精神分析をやる人たちならやれる（やれない人も多いのだけど）、これは言わなくてもいいのですが、「あなたがそのような状況になっている瞬間に、そこに私がいれば、もう少しあなたの助けになるかしら」というセリフがひとつ。

治療的に精神分析の知識を使って、「私はあなたがそのような状況になったところを、あなたから話を聞くだけで助言をしているだけだから、いくらかピントが外れるかもしれない。そこで、あなたが頭が真っ白になって、死んだら解決すると考える状況が、この私との面接の際に起こり、その瞬間に言ってくれれば、私は現場にいるわけだから、もっと適切にその問題を考えることができるのだがなあ」という。

これは精神分析の知識から出てくるものですね。「いまここに（Here & Now）あなたの言っている症状が再現されれば、私も当事者であり、そこにいるから、その問題をもっとこまかく話し合えるけど、なんかそんな場面が起こったら教えてね」と。「あるいは今までにあったんじゃないかな」と聞くのが、「先生は受け止めてくれていますか」ということに対してとりうる対応です。

●なぜかよくなるという自然回復の力

水谷：Aさんの無力感や低い自尊心が問題かなと思い、自分でできたことを取り上げていきました。同時に、4年も長期休職しているのですが、自分にしかできないことがまだ何か職場にあると思うということで、仕事に戻りたいとおっしゃっていました。

私はここに、メランコリー型の根底にある誇大感が表現されていると思い、あまり突っ込まないほうがいいなと考えました。

前々から八方美人的に振る舞って、電話を断るというような簡単なことができなかったとおっしゃっていたので、「いやなものを断るのは自分を守るための当然の行動であって、多少相手が不愉快な思いをすることがあっても仕方ないこと

だと思いますよ」というようなことを、この頃パソコン教室に通い出すという状況もあったので、少しずつですが伝えるようにしていきました。

　Aさんの攻撃性は、そんなに強い攻撃性ではありません。「些細なこと（些細なことと言ってしまってはいけないかもしれませんが）を先生は受け止めてくれているなあ」とAさんが感じられるように対応しました。たとえばお母さんや周りに対しての不満が出てきたときに、あからさまに表現しようとせずに不満を言うことにブレーキをかけてしまっているような感じでしたので、よっぽど破壊的なものでない限り、自己主張能力が出てきているのだと評価して、支持していくようにしました。

　薬物ですが、ベゲタミンBが3錠も入っていたので、フェノバルビタールがこれだけたくさん入ると脱抑制を起こしやすくなるという問題があるかなと思いました。コントミンに置き換えていきたかったのですが、結局コントミンが75 mgに増えてしまった、ということで終わりました。

　8月には「死神の誘惑が出てきた」という電話がかかってきて、私の対応がうまくいかなかったのか、農薬と睡眠薬中毒で緊急入院しました。ここのあたりをきっかけに、パキシルを減量していきました。

　先ほど言いましたが、パキシルによって衝動性の昂進が起きているのではないかと思い、そもそも双極性障害のほうかもしれないという思いも同時にあり、パキシルは使いたくない、減らしていこうと考えました。

　10月に腹痛で内科に入院しました。内科医が心因性と判断し、それを本人に伝えてはいないのですが、「症状も落ち着いているから退院しましょうね」と言うと、飛び降り自殺をほのめかすことがありました。結果的には実行することはなく、外泊を繰り返して退院しました。ただこの入院中に、肝障害がありましたので、それを機にパキシルを中止しました。

　次の週に、パキシルをやめると「左巻きの世界に入っていて苦しい」と言いますので、「それはどういう世界なのですか」と聞くと、「シュールレアリズムの絵の中に入っているというのか、皆とは違う世界が『現実』の中に『ふっと出てくる』感じ」というふうに言われました。

　このときが、今までの治療経過の中で一番無力的な沈うつな表情をしており、本人にとってかなりつらいものだなと、こちらも思いました。

　本人がパキシルを希望されることもあり、それまでどうかなと思っていたのですけれど、こんなにしんどいのが楽になるのならと思い、10 mgから再開し、結

果的に 30 mg まで戻っていきました。

　そうしてしばらくすると、徐々に生気が戻り、家事もできるようになってきました。ただ、物事の選択ができないことは続いていました。

　それは 11 月までの経過なのですが、12 月にまた大量服薬して 1 泊入院をしました。このときは今までとはちょっと違って、「失敗したー」などとちょっと楽しげな言い方をしていました。

　この頃、「仕事に戻ることを現実的にイメージして自信を失くしたのかな」と尋ねると、それを肯定しました。そこで、「あなたは治っていく人なのだから」と再保証しました。この頃から、穏やかな表情が多くなっていったと思います。感覚的なものですが、私にもだんだんと回復感が伝わってきました。

　まだ早起きができていなかったので、「生活リズムを作っていきましょう」と話しました。そうすると、このあととんとん拍子によくなってくる感じで、おせち料理を作れたり、「厭世観はなぜかすっかりなくなりました」とおっしゃったりしました。理由を聞いてみたのですが、「ちょっとよくわからない」とのことでした。

神田橋：なぜかよくなるというのは、今までにもあったでしょ？　今までの長い病気の歴史の中で「なぜかよくなったということはあった？」とか聞いてみてほしい。そこに治療のヒントがあるし、病の本質についてのヒントがあるの。

　「だから、あなたの中には、なぜかよくなっていくという何か生体の力があるんだね」と言う。「努力でよくなる、工夫でよくなる、治療でよくなる、ということ以外に、なぜかよくなるという自然回復の力があるんだね」というようなことを言っておくと、自殺の予防になります。

●口内炎には半夏瀉心湯

水谷：この頃はだんだん掃除もできるようになって、献立を立ててから食事を作れるようになってきて、リハビリ出勤の前段階として、出勤のシミュレーションで職場まで車で行ってみるということができました。

　3 月になってから、リハビリ出勤をはじめるようになりました。まだ休職扱いではあるのですが、リハビリ出勤というかたちにして、16 mg 出していたレキソタンがとんとん拍子に減っていきました。そうすると、精神状態はいいのです

が、口内炎がよくできるようになってきましたので、六君子湯を処方しました。

神田橋：ふつう口内炎の第一選択は半夏瀉心湯※1と思いますが。

熊木：そうですね、茵蔯蒿湯※2と半夏瀉心湯ですね。

神田橋：六君子湯の証があったのですか。

水谷：この頃は証をあまり考えず、十二指腸潰瘍があったので、つい胃腸の薬として六君子湯を処方しました。

神田橋：そうすると、半夏瀉心湯でよさそうですよ。

熊木：心下痞硬といって、みぞおちが詰まるような感じの症状があるものに対して効く漢方薬には、口内炎に効くものが多いです。だから実際、半夏瀉心湯はよく使いますね。

神田橋：六君子湯が効く人の場合は、ほとんど舌に歯形がつきます。10人中9人までは歯形があると思います。それと舌苔が強くあります。これは半夏瀉心湯でも同じです。寺師睦宗先生は、「四君子湯※3は苔がない、六君子湯は苔がある、と覚えなさい」といつも講演で言われます。

●**柴胡加竜骨牡蠣湯と柴胡桂枝乾姜湯**

水谷：その後、上司と私との間で「残業はしないように」と申し合わせ、本人には無理をしないようにと約束しましたが、この頃はまだ気が焦っているような感じでした。

「仕事に疲れてくると、手首を切ったほうが楽かなと、一瞬思ったりする」と

※1　漢方薬。みぞおちがつかえ、ときに悪心、嘔吐があり、食欲不振や軟便・下痢があるタイプの、消化不良、神経性胃炎、口内炎などに有効。
※2　漢方薬。尿量減少、やや便秘がちで比較的体力のあるタイプの、黄疸、じんましん、口内炎などに有効。
※3　漢方薬。やせて顔色が悪く、食欲がなく、疲れやすいタイプの、胃腸虚弱、嘔吐、下痢に有効。

いうようなことを言ったり、11月は冬枯れの景色で物悲しさが強まって、再発をほのめかしたりしました。これは漢方で言う「気虚」の状態と思い、補中益気湯を処方しました。悪くはなかったかなと思います。

神田橋：補中益気湯か六君子湯かどっちかでしょう。

水谷：補中益気湯が、今回の処方になりました。
　そして、X＋7年、リハビリ出勤して1年以上が経ち、非常に安定した状況になって、面接時間が30分の設定だったのが、20分以下で終了することになったり、外に出て仕事も適度にこなせるようになったり、コントミンも減ってきて、4年ぶりに復職できました。
　そこで今度は、お母さんのほうが私に治療してほしいということで来られました。Aさんがお母さんに嫉妬しないかなとちょっと心配もあったのですが、やってみてもいいんじゃないかなんて思ってしまって、受け入れてしまいました。
　しかし、お母さんを診るようになったことで、やはりAさんが攻撃的になったり、発作的な胸の痛みが出てきたりということがあり、お母さんのほうはほかの主治医に診てもらうことにしました。
　ドキドキとするような発作的な胸痛とか不安感というようなものをとらえて、柴胡加竜骨牡蠣湯に変更してみました。

神田橋：ふつう家族に手のかかる人がいて、その世話で参っている人は、10人中7人までは、柴胡桂枝乾姜湯[※4]を使います。柴胡加竜骨牡蠣湯と似たようなものですけど、断然、柴胡桂枝乾姜湯です。

熊木：臍上悸といって、へそのところで動悸がするという、どちらかというと、びくびくするというような人に対し、一般的に、実証であれば柴胡加竜骨牡蠣湯を使いますし、虚証なら柴胡桂枝乾姜湯を使います。

神田橋：柴胡加竜骨牡蠣湯は、ほとんどの場合、手のひらが冷たくて汗ばんでいます。柴胡桂枝乾姜湯は、手のひらが温かくて湿っています。

※4　漢方薬。体力が弱く、冷え性、貧血気味で、動悸、息切れがあり、神経過敏なタイプの、更年期障害、神経症、不眠症に有効。

水谷：Aさんは温かいほうだったと思いますね。

神田橋：温かいほうが虚してるわけで、実で温かいのとは違うんです。ほてりなんです。

水谷：乾姜湯というと、生姜で温めるようなイメージがあります。

神田橋：それなのに、手が温かいのに使うんですよね。というのは、温かいのはほてりですから。上熱下冷で、足は冷えています。手の温かさというのは、中が冷えているから反発して熱がきている、ということなんです。
　それを知るのは簡単で、「寒がりですか？　暑がりですか？」と聞けばよいのです。Aさんはきっと寒がりで柴胡桂枝乾姜湯だと思います。

水谷：柴胡加竜骨牡蠣湯を服むと眠気が強くなってきまして、コントミンをテトラミドに置き換えていきました。
　また年が替わって、次の年には正月に海外旅行に行けたり、友達からの悩み相談の電話なども適当に断ることができるようになったり、営業先に過剰なサービスをすることもなくなりました。
　最終的な処方は、レンドルミン 0.5 mg、パキシル 30 mg、テトラミド 30 mg、柴胡加竜骨牡蠣湯 7.5g／日です。

●母方の父からの遺伝子の流れ？

水谷：簡単にお母さんのほうの治療にふれます。
　お母さんも実は胆石の手術をされてから抑うつ気分が強くなって、ほかの心療内科に通いながら、抑うつ状態の悪化を繰り返して、そのたびにほかの病院の精神科に入退院を繰り返していました。
　アナフラニール 200 mg などかなり高用量を使われていましたが、感情調整薬が使われたことはなかったそうです。そこのドクターもランドセンを使っていますね。アナフラニール 100 mg、パキシル 20 mg の処方をされています。
　お母さんの病歴を聞きますと、Aさんよりはもう少しはっきりした軽躁状態がありました。毎日出かけたり、高価なものをかなり買われたり、お父さんに咎め

られると発作的に大量服薬するということがあって、行動もAさんとよく似ていると思いました。

　体型や顔貌もよく似ておりまして、体質もよく似ている方だなと思いました。

　お母さんに関しては、入院をされてデパケンを処方したのですが、デパケンによる肝障害が起きてしまい、その頃に主治医が交代になり、交代した医師はセロクエル中心に処方しました。テトラミドもその中に入っています。この処方になってから8ヵ月以上ずっと安定していまして、お母さん自身も喜んでいるという感じでした。

　この親子はうつ病として治療されていたんですが、双極スペクトラムに入る症例だと思われます。

　Aさんには、感情調整薬は多量服薬の心配もあって処方されていませんでした。ほかの薬を使っているうちに安定してきてしまったので、あえて投与するタイミングを逸したという感じです。

　Aさんは、本当にパキシル効いているのかな？　とよくわからないところがあり、お母さんと同じような、セロクエル中心としたような処方にしたら、よりシンプルな（たとえばパキシル、テトラミドをなくして、セロクエルだけにするような）処方にもできるのではないかなと思いました。

　治療の転機となったパキシルをいったんやめて再開したとき、よいほうに変化があり、本人もまたパキシルの効果があったというふうに思っておられるので、これはよかったのだなと思いました。以上です。

熊木：ありがとうございました。

　ご質問とかご意見とかありましたら、よろしくお願いします。薬に関係あることでもないことでも、何でも構いません。

神田橋：おじいさんのこと聞いてみませんでした？

水谷：おじいさん……。

神田橋：お母さんのお父さん。お母さんのお父さんから遺伝子がきていると思うのですよ。遺伝子の流れを当てるのを最近趣味にしているので。何か感じるんですよ、家系図を見て。科学とは全然違う、官能を超えた何か、巫女の世界です。

水谷：そうなんですか。この症例ではおじいさんのことまでは聞いていませんでした。

●感情障害と人格障害の区別について

杉山：双極性障害圏の症例では、いわゆる行動化が頻発すると、当然人格障害（パーソナリティ障害）圏ということも念頭に浮かんできますよね。しかし、そういった見立てが治療的ではなくて、一応感情障害としてしっかり治療すれば、人格障害的な病状がなくなる、ということを私も経験しています。「行動化があったから人格障害」というのは非常に短絡的な考えだと思っています。
　この治療経過でも、こういった人格障害云々という言葉が出てきてないですね。ですので、症状を大変丁寧にとらえて、治療できるところをしっかり治療しようという外来で、とても共感できます。
　ただ、やっぱりこれはパーソナリティの問題ではないかと思う場面も、個人的によくあります。そういった感情障害として見る目と、パーソナリティから見る目と、どんなふうにバランスをとっていくのか、よく迷うんですね。
　このAさんの場合、どんなふうにお考えでしょうか。

水谷：そうですね。人格と病状の区別については、なかなか難しいと常々思っています。Aさんの例で言えば、4年間も仕事を休んでいながらも、まだ自分にしかできないようなことがあると話していましたが、こういうところを自己愛の病理とみることはできると思います。
　ただそのあたりは、メランコリー型うつ病の人では、かなり病理の深いところの問題です。人格の根幹の問題と言えるかもしれません。フロイトは「メランコリー者では、自分の心が貧しくなるのではなくて、世界（全体）が（変容して）貧しくなるのだ」と言っていたと思いますが、そのアナロジーで言えば、Aさんのように病理の深い人は、単純にAさん自身の心の問題ではなく、彼女からみた世界全体が変容してしまっているがために、そのAさんを外から眺める他人からみれば性格の問題ととらえられかねない、と考えています。

神田橋：僕は非常に簡単で、人格障害がひどければ、ソフトボール部のピッチャーとキャプテンはできんじゃろうと（笑）。

『精神科養生のコツ』(215-217頁)に書いたのですが、双極性障害の人たちは人々にサービスをしますし、役に立とうとしていますけど、これは子どもが象にりんごをやりたがったりするような、無邪気な自己中心性に基づくサービス作業です。そういうよいことができる自分を愛している状態です。だからそういう意味で、人格障害と言えなくもないけれど。まあ、そんな人はたくさんいるね。僕自身もそうじゃないかと自分で思うから。

僕のところに、人格障害という添書で来た人は、今まで三十数名おりますが、結局全員、ふつうに社会生活ができるようになりました。

ほとんどがベンゾジアゼピン系の長期投与による中毒、脱抑制と、抗うつ薬によって刺激して持ち上げているための逸脱行為です。それから稀には、内省心理療法によって、ぐちゃぐちゃに引っ掻き回わされて、「私は誰でしょう?」という状態になって、いろいろ指摘されるから、何が何だかわからなくなっている人もいました。やはり内省心理療法でぐちゃぐちゃになった人は、状態としては境界例(境界性パーソナリティ障害:Borderline Personality Disorder)です。アイデンティティ・ディフュージョンになりますから、まったく歴史を考えないで状態だけをみれば、境界例にぴったり当てはまります。

内省的な、とくに精神分析的な方向づけをもった内省心理療法は、双極性障害をきれいな境界例に仕立て上げる強烈な治療法です。だから、やめさせれば半年くらいですぐによくなります。「それはあんた、治療が合わんかったのよ。治療の副作用じゃ」と言って、だんだんやめさせていくとよくなります。

●フラッシュバック・PTSDの薬物療法

水谷:抗うつ薬で具合が悪くなっているという人は、どの抗うつ薬を服用していることが多いのでしょうか。

神田橋:パキシルが多いと思います。どうしてかと言うと、パキシルでそうなっているのかどうかはわかりませんが、パキシルは副作用がないということで、精神科医以外の人がたくさん投与し、手に負えなくなって、「もう、うちでは診れません」「本物の精神科に行きなさい」とこっちに回してくるものですから、頻度はパキシルが多いです。だけど、実際はどうなんでしょうか。

水谷：私もそういう印象をもっておりまして、この症例ではいったんパキシルをやめたのですけど……。でも最後のほうでパキシルが治療の転機になったような気もします。これが私はよくわからないところです。

神田橋：このAさんについては、この場で断定することは難しいと思います。どうしてかと言うと、今までのトラウマによるフラッシュバックが治療されていませんから。先生は漢方をされるからお勧めしますが、フラッシュバックの治療法を見つけたことが、僕の自慢なんです。四物湯※1と桂枝加芍薬湯※2の合方が、フラッシュバックに特効的に効きます。

水谷：中井久夫先生が先生の漢方治療のことを『こころの科学』※3に書かれていたのを拝見しました。

神田橋：僕は中井先生にこの間久留米で会ったときに「効くよ」「服みなさい」と言ったんです。僕は中井先生の阪神大震災のフラッシュバックに効くかもしれないと考えて勧めたんですが、先生は「服んだら、高校時代に受けた体験のフラッシュバックがだいぶ軽くなった」と言われました。

先ほどPTSD治療として紹介した『臨床精神医学』の講演録に出ていますが、ちょっと書いてみましょうか。

フラッシュバックのある人には（正面顔と横顔を2つ書き、正面顔の額に2本のギザギザを縦に書き）ここにこのような邪気が見えるんですよ。この邪気は横から見ると（横顔のコメカミのあたりに「つ」形のギザギザを書き）、このように見えるんですよ。

九州大学の黒木（俊秀）君に言ったら、これは場所的には「どう考えても帯状回しか考えられない」と言い、金沢でこの話をしたときは、山口（成良）先生が「これは帯状回ですよ」と言われましたので、おそらく帯状回でしょう。

北海道大学の小山（司）先生は、「場所から言ったら帯状回だよなあ。しかし、記憶に関係しているのは海馬だがねえ」と言われました。

※1　漢方薬。皮膚が枯燥し、色つやの悪い体質で胃腸障害のないタイプの、産後の疲労回復や月経不順、冷え性などに有効。
※2　漢方薬。腹部膨満感のあるタイプの、しぶり腹、腹痛に有効。
※3　「トラウマについての断想」『こころの科学』129号、22-29頁、2006年

このAさんにはそれがあるのですが——「あるのですが」というのは、だんだんオカルトになりますが——水谷先生がお話になるときに、患者さんのイメージを思い浮かべておられる、そのイメージをここから透視すると、僕にも感じとれるんです。
　先生が思い描いているイメージのAさんの頭に邪気が見えるんです。Aさんには、四物湯合桂枝加芍薬湯を3包ずつ、漢方がいやならば、エビリファイ3mgの2錠かオーラップ1mgの1錠でもいいと思います。
　中井先生が「フラッシュバックに効く向精神薬はない」と言っておられて、僕もそう思っていたのですが、一所懸命模索していたら、エビリファイとオーラップがいいようです。エビリファイが帯状回の邪気をとります。だから、フラッシュバックを疑ったら、漢方がいやならエビリファイかオーラップを出してみたらいいと思います。
　それからどうしてかわからないけど——これも兼本先生に聞いたらわかるかもしれませんが——脳の障害、てんかんとか知的障害者や広汎性発達障害の人たちは、小さい頃にひどいいじめを受けていることが多いものですから、そういう人たちが、わあっと突然興奮したり暴れだしたりしたら、これはフラッシュバックと考えてみることもできると思います。

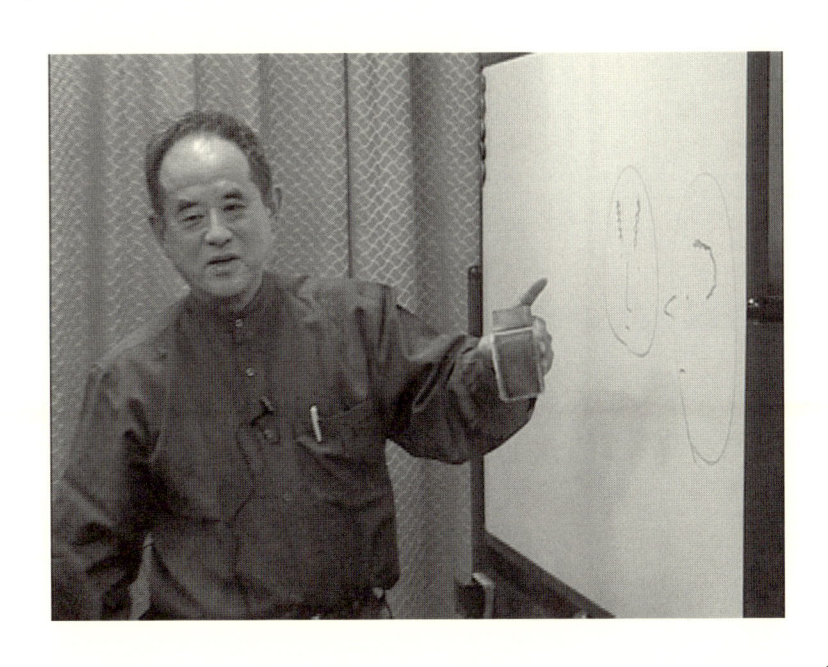

そういう人たちにも四物湯と桂枝加芍薬湯を出してみると、効く場合もありますけど、あまり効かない場合が結構あります。そういう人たちにはオーラップの1 mgの4分の1錠ないしは2分の1錠（1錠のときもありますが）が効きます。突然わあっと興奮する施設の子どもに出すといいです。

ただ、ずっと服ませていたら、遅発性ジスキネジーが起こったらいやだな、4分の1錠だったらいいかなと、今、用心しながら出しています。そうした子どもたちにはどうもエビリファイではないようなんですよね。

オーラップの4分の1錠がちょうどいいみたいで、こんな少しで効くのかなと思うけど、施設の先生たちが「近頃よくなりました」と言われるので効くのでしょうね。なんでですかね、わかりません。

ともかくフラッシュバックをコントロールしてやらないと、Aさんは自殺企図がおさまらないと僕は思います。僕が治療するならセロクエル150 mgを出して、漢方かエビリファイを出して、パキシルを抜いて、そして安定したら、テトラミドを抜いていく。

抗うつ薬が入っていると、人工的に作られたムードで、本人の中に自分のムードに対する頼りなさみたいなものがありますね。どのような頼りなさかというと、怒ったり泣いたりすることを、安心してできない。腹が立つといって怒ったり、本当に悲しいのだと思って泣いたりするときに、これでまた病気が悪くなりゃしないだろうかという不安感がある状態が、抗うつ薬で作られている元気な人にはあります。自分の自然な感情までも抑制しなければならないような感じです。

ところが、抗うつ薬とマイナートランキライザー※がなくなった状態だと、安心して怒ったり、怒鳴ったりしてもすぐもとに戻れるという安心感があるようですね。

● 官能的評価を表現して実感する

兼本：ずっと薬があれこれと入っていた双極性障害の人で、リーマス単独にしたら何年か落ち着いていて、長いことしてから次の落ち込む時期がきたときに、そのままでみていると、それほど悪くなるわけではないが、なかなかもとの元気が出ない。

※　minor tranquilizer ＝抗不安薬（major tranquilizer ＝抗精神病薬）。

要するに薪が湿っていて火がつかないような状態です。しかし薪そのものはたっぷりあるので、抗うつ薬でいったん火をつけてしまうと、それ以上続けているとやっぱり不安になるみたいで、みずから減らしてしまう人がいます。僕が、薪に火がついたかと思って、できるだけ早く減らそうと思っていると、本人が先回りして「もう服んでいません」と言って、またもとのリーマス単剤にしていることがあります。

神田橋：その通りですね。実は先生のと同じような症例が何人かあって、なぜだろうと思ってもう一度観察したら、やっぱり自分本来のムードではないという感じがあるみたいなんですよね。

兼本：自分である程度観察できる人は、そのように表現することができるのでしょうね。それこそ自分の官能的な感覚がわかる人なのだと思います。

神田橋：それをこちらから「こういう人がいるけど、あなたもそうかい？」と言ってあげると、やたらいい精神療法になりますね。「ああ、そういう人がいるんだ。自分が今感じていることを、先生が言ったその言葉で記述すればそういうことになるんだな」というように表現できることが、とてもいい精神療法になりますね。やっぱり言葉で記述できるということは客体化できるからでしょうかね。精神療法というのは、あまり難しいことはいらんですね。「これはそういうこと？」と言うと「はい」とか。それで終わりですね。
　近頃は僕はあまり複雑な精神療法はしないですよ。3分診療なものですから。だいたい月水金、少ないときで50人、多いときで70人診ますので、ぱっぱっぱっぱーっとやっています。

兼本：先ほど言われていた丁寧さで、50人とか70人とか診られると結構大変ですね。丁寧でなければ100人診ても平気だと思うのですが、今水谷先生にコメントされていたような感じで50人診るのはかなり大変ですね。

神田橋：そのレベルが僕の通常なものですから、あまり努力感はないんです。もう身についていますから。

● 究極の名人芸！

熊木：官能的評価についてお伺いしたいのですが、先ほどのフラッシュバックに四物湯合桂枝加芍薬湯が効くとか、エビリファイがいいのではないかということについてです。これは名人芸的なものです。このひらめきには因果というものが伴っていないのかもしれないですが、もしよかったら、そのようなひらめきに先生が到られた過程を、凡人にもわかるように説明していただけないでしょうか（笑）。

神田橋：それを言うと、皆から顰蹙を買うけれど、いいかなぁ……しょうがないですよね。僕は、この薬が効きそうか効きそうでないか、投与する時点でわかりたいのですが、なかなかわかる方法はないよな、と思っていました。

　そうしたら、今アメリカでご活躍だと思うのですが、大村（恵昭）先生というずいぶん風変わりな先生のオーリングテスト[※1]というものに出会いました。オーリングテストというのは、今鍼灸の人や薬剤師にブームなんです。

　薬剤師が体の診察をするのは違法ですが、オーリングを指で引っ張るだけだったら、体に触れても医師法に違反しないだろうというので、薬剤師の人は皆やっています。

　ところがオーリングテストは、保護室に入っているような人にはできないし、薬がいっぱいありますからひとつずつテストをやっていたら引っ張るほうも疲れるし、どうしようもないなと思って、それで指テスト[※2]を考え出してやったりしてたんです。4、5年前までやっていました。ところが、手の動きが悪くなったり良くなったりするのは、自分の身体の中に、ある変化が起こるわけですから、動かないとか動きやすいという結果をもたらす内部変化を直接に察知できれば、手なんか動かさなくてもいいはずだと思って、動きが良いときと動きの悪いときの自分の身体内部の状態を一所懸命モニターしましたら、もう指テストをしなく

※1　正式名称は「バイ・ディジタル・オーリング・テスト（Bi-Digital O-Ring Test）」という。大村恵昭の考案による新しい診断法。「Ｏ−リングテスト」とは、指で作った輪が開きやすいかどうかで病気の有無をはじめ、薬の有効性や浸透点まで調べられる方法（『図説バイ・ディジタルＯ−リングテストの実習』医道の日本社、1986年）。

※2　先述のオーリングテストに加え、入江フィンガーテストおよび指タッピング法を合わせたものを、神田橋條治が総称して「指テスト」と呼んだ。後者2法は、原理的にもその使用法においても、オーリングテストに共通する（『精神科養生のコツ』81-94頁）。

ていいようになりました。

　その薬をひょいと相手の前に出すと、相手の脳からこちらへ向かってくる邪気がスッと消えるので、「これ効くよ」と言って出したら、だんだん的中率が上がってきました。たくさんの薬についてやっていたんですが、最近では自分の使っている薬は、漢方も、ほぼ全部の薬効のイメージが頭の中に入りましたから、もう今はサンプルもいらないんです。と言っても、錠数になると、それほど正確度は高くありません。この話になったらと思って（机の下のかばんから袋に分けた薬を取り出す）……これはうちに陪席に来る人には教えるんだけど、覚える人も結構いるし、あきらめて覚えない人もいる。だけど、患者さんの中ですぐわかる人もいます。

　私がやっていたら、「ああ先生！　それ！　それ合う！　私に！」とか言った患者さんが何人もいます。とくに病気が悪いときは、合う合わないというのがわかるのでしょうね、脳の具合でわかるんでしょう。

　サンプルの薬を箱に入れて持ち歩くんですよ。これをクラスターに分けまして、これがマイナートランキライザー、これが比較的新しいメジャートランキライザー、これが古いメジャートランキライザー、それからこれがてんかん薬と睡眠薬、これが抗うつ薬──このように作っていまして、患者さんが来ると何もしゃべらないうちに、（サンプルをひとつずつ目の前の患者さんにかざすようにしながら）こうやって、この中にこの人に合う薬がある、とか言って、「これが合うからこの人はうつ病圏だ」といって決めるんです（笑）。

　何も聞かないうちに処方が決まって、処方が決まるから診断があとから決まる、という診療だから新患を含めても70人診れるんですよ。

　さらに練習を重ねていくと、新患の患者さんが来て、カルテが来て、そのとき患者さんは待合室にいて姿見えませんけど、だいたい待合室の方向はわかりますから、その方向に向かって（同じようにサンプルをひとつずつあげながら）こうしてやって、当てるの（笑）。「今度（診察室に入って）来る人はデパケンだよ、君」とか陪席の人に言って、実際に当たるかどうか、それを練習しているんです。まだ的中率はそんなに高くはないけど、5割は超えていますね。

　「どうしてわかるんですか」と言われても、知らない、わからないです。官能的評価もそんなふうになっちゃったら、いかんです（笑）。

熊木：究極のお話ですね（笑）。漢方は私もやるのですが、たとえばこの四物湯

と桂枝加芍薬湯というのは結びつかないんですよね。

神田橋：それはね、発見のいきさつは簡単なんです。脳の邪気が見えるでしょ。今出ているエキス剤120種類くらい、全部サンプルを薬屋にもってこさせて、ファイルしているの。それをひとつずつ（先の薬のサンプルをかざす動作を素早く繰り返しながら）、こうやっていったら「あ！　これ！」とか言って発見しただけです（笑）。

熊木：合わせないといけないのですよね。片一方だけでは駄目……

神田橋：（何度も薬のサンプルを上下させながら）だからこうして、こうして、こうして、「これ！」とか言って、それで合いましたから、今はもうたくさんのエキス剤はいらないです。

熊木：それでもうわかるわけですね。

神田橋：はい。四物湯も桂枝加芍薬湯も、たくさん使いましたから、今はもう頭に入っています。だけど、柴苓湯とか胃苓湯とか、苡仁湯とか、ほとんど使ったことがないものはわかりません。そういうのになると、またサンプルを持ってきて、こうして、これかなあと感じながらやるわけです。

　いつも使っている薬は全部イメージが入っていますから、サンプルはいらないんですよ。電話でもできますね。毎日電話が、金沢、東京、山形、群馬あたり、あちこちからかかってきて、「先生、リーマス今何錠でしょうか」と言うから、診てやって、「ああ、1錠増やしなさい」とか電話診療までしているから忙しいです。

　患者さん本人が言った通りに薬を出してくださるいい先生たちに、とくに双極性障害の人はお医者さんと仲良しの関係が安定してきますので、まあ僕もいくらか名前が知れているせいか、患者さんが「神田橋先生に言ったら、リーマス1つ増やしなさいって言われましたよ」と言うと、主治医が「そうかね」と出してくれる。議論せずに出してやったほうが、手間がかからない。

　聞かれるお医者さんが全国にいらっしゃるものですから、それで僕は忙しいんですよ。電話が毎日4件くらいかかってきます。今、整体も電話でやってま

す。気だからわかるだけではなくて、向こうを動かせないものだろうかと思ったら、結構うまくいきます。

　ロサンゼルスから国際電話をかけてきて、ぎっくり腰で立てないって言うから、気を送ってやったら、「あ、立てました」って言う。これは俺をだましてからかっているのだろう、けしからん（笑）と思っていたら、何ヵ月かしてから、「帰国しました。あのときはお世話になりました」と言ってお礼に来ましたね。

　でもまだ電話で診た場所が悪いから、今度は触って整体してあげたら、喜んで帰っていった。またアメリカに行っちゃったけど。アメリカでも電話したらできるのだなと思いました。そんなことやっているんです。

水谷：四物湯と桂枝加芍薬湯について、もうちょっとお聞きしたいのですが、これは、うつ病とか統合失調症とか、病気に関係ないのですね。

神田橋：あまり関係ありません。フラッシュバックであれば。

水谷：そのときの実証や虚証はどうでしょうか。

神田橋：関係ありません。関係ありませんが、四物湯に四君子湯を加えると、これは正確ではないけど、ほぼ十全大補湯※になります。だからAさんには十全大補湯を出したほうがいいです。

　それから、お腹が悪い人は、桂枝加芍薬湯に水あめを入れた小建中湯を出したほうがいいです。それから、日常的にずっとイライラしたり、落ち着かないとか、いろいろな神経質症状があるなら、桂枝加芍薬湯とは芍薬の量がちょっと違う――カルシウムである竜骨牡蠣を入れた――桂枝加竜骨牡蠣湯が効きます。だから、いつもイライラしているような人でフラッシュバックがあれば、十全大補湯と桂枝加竜骨牡蠣湯を組み合わせるのがいいです。

　四物湯は地黄が入っていますから、薬が有効で効いている間はいいですが、よく効いて不要になると、必ず胃が悪くなります。胃が悪くなったら四物湯は使えません。

　胃薬が入っているからいいかなと思って十全大補湯に変えてみても、地黄が効

※　漢方薬。病後の体力低下、疲労倦怠、食欲不振、貧血に有効。

A　うつ病として治療されていた双極スペクトラムの親子

くからもう駄目です。それでもフラッシュバックがあれば、仕方がないからこれはあきらめて、エビリファイ、あるいはオーラップを使います。今のところ、向精神薬ではエビリファイとオーラップしか邪気に効く薬はないです。エビリファイは眠れなくなる人がいますので、セロクエルも寝る前に出してください。

熊木：何mgくらい出せばよいのですか？

神田橋：エビリファイは3mg2錠とか1錠とか。3mgと6mgがありますよね。それこそ官能的で「服んでどう？」と聞いて、それで量を決めれば、本人がいいと言う量ですね。

　それからたとえば、いやいや連れてこられた人がいるでしょ。そしたら「手を見せてごらん」と言って手を見ると、いやいや連れてこられた人は手が汗ばんでいるんですよね。

　「これは緊張性発汗よ」と、まだ何かを聞く前から「少なくともあなたは緊張しているんだ」と言いますね。「この手の緊張は、精神安定剤は効かないのよ、漢方しか効かないのよ」と言って漢方を選んで、「で、ところで今日来たのは何だったの？」って聞くの。そうすると、もう治療関係ができているから、あとはなめらかにいく。面接の本に書いてあるようにはしないの。

熊木：先生がよく緊張に最初に使われる漢方というのは何ですか？

神田橋：やはり一番多いのは柴胡加竜骨牡蠣湯です。柴胡加竜骨牡蠣湯を2つ置いておいて、便秘している人は大黄の入っているオオスギの12番、便秘してない人はツムラの12番、「どっちかねえ」と本人に聞くことによって、そこで薬物を治療者から処方される世界から、わずかばかり自分で選ぶ世界をそこに作ります。「便秘はしてませんよ」「だったらこっちだね」と言うと、そこに何か治療共同体の芽みたいなものができますでしょ。今そういう精神療法しかやってないの。

● **成人した患者に服薬の覚悟を問う**

兼本：でも、全員が全員そうはできませんよね。神田橋先生の最初の「気」があって、患者さんのそれを見て……というのは、入口として有効になるのだけど、

先生の真似をしてそれができるかというと、大失敗する危険性が当然ありますよね。

神田橋：そうです。ほとんどそうです。だから、ひとつのこういうやり方があるんだなあ、だから自分も自分なりの方法を作ったらやれるんだよなあ、というふうに思ってほしいです。

　面白いなと思うのはね、私のところでは薬が少なくなるのですよ。それで他所に紹介してね、しばらくしてそこで会ってみると、やたら薬が増えてますね。増えているけど、何も副作用が出ていなくて状態はいいんですよ。

　薬というのは、少なくともたとえばてんかんの場合、投与する人でそんなに薬効は違わないと思うけど、官能的世界の病気では、その投与される場が、薬の種類と合わさって効いています。僕の作る治療者＝患者関係は、テンションが非常に低くなるようにしつらえてあるので、薬が少ないのかなと思うんです。

　その意味では、薬物を考えるときに、アルコールのアナロジーがいいなと思っているんです。お酒飲んで酔っていても、なんとか家の入口まではたどり着くじゃないですか。アルコールの血中濃度が同じなのに。ドアを開けて入ったらぱたって倒れるから、やっぱりそれは家の外と中では場が違うのね。安心できる場に到達すると、アルコールという薬物の効きがよくなると思うの。そういうことは、てんかんではないはずなんですよ。まあ多少、自転車に乗っているときは発作が起きない［27-28頁参照］ということはあるけど。

　こういった関係性や場の要素があると思っているんです。いつも患者さんには、そういう説明をしているんです。

兼本：ほかの薬もそうですけど、とくに抗てんかん薬に関しては、基本的には長く服まなくてはいけないことが多いので、子どものときからてんかんがあって、大人までてんかんを持ち越していることはよくあります。ただ、薬を服みはじめる一番はじめの子どもの頃には、その薬を服むか服まないか、本人は決められないじゃないですか。決めるだけの力がない。

　これは致し方ないのですが、その薬を思春期以降まで持ち越して服まなければいけない場合は、もう一度、患者さんがその薬を服むかどうかということを考え直して、やっぱり服みたくないと思った場合に、服みたくないっていう選択肢があるんだという考え方が必要だと思うのです。だけど、それを服まない場合に、

どういう結果が伴う可能性があるかということを伝えたうえで、本人にどうするかを決める機会を与える必要があると思います。

　自分が決めて服もうと思って服めば、主観的な副作用は少なくなりますし、いやだと思って服めば、同じ副作用でも堪えにくくなります。当たり前のことではあるんですが、今お聞きしてそういうところがあるのかなと思いました。

神田橋：今の兼本先生の話で、キリスト教の再洗礼派を思い出しました。小さい赤ちゃんの頃に洗礼を受けさせているけど、ちゃんと判断ができるようになってから、もう一度みずから洗礼を受ける。あれはひとつのキリスト教の派みたいですけど、いい考え方だなあと思います。それはとくに、双極性障害の方の場合に、双極性障害者という遺伝子をおそらく自分はもっているのだと認めて、そのうえでものを考えていくということが、とても大事みたいなんですよ。

　それは薬をずっと服むということではなくて、自分にある生物学的な波というものに沿って生きていくことが重要だからです。受け入れて、うつの波のときは少し台風の過ぎるのを待つというふうにすれば躁が起こりにくい、そこでがんばると躁が起こる。そういうのを、僕のスーパーバイジーの人が「波乗り」と言うといいと教えてくれました。僕もスーパーバイジーの人から習って、「よい波乗りを、上手にサーフィンをやれるようになるといいんだね」と言っています。

　それと、双極性障害の場合は「あなたの遺伝子は、おそらくお母さんから、お母さんのお父さんから来ているような気がするけどな。気分の小さな波がある人はいませんか？」と言う。それは何かというと、家族という歴史の中に、自分を位置づけるという安心感があります。僕は「絆のイメージ」と言います。

　ある患者さんには「あなたのおじいさんは商売人として成功していませんか？　あなたの双極性障害の波のある気質というものは、商売人としてのものかもしれませんね」と言いました。この方はホステスさんとしてとても成功した人でしたね。今はもう薬はいらなくなっています。

B　体感幻覚を読み解く

症例提供者：橋本伸彦

【症例B】70歳、女性
【主訴】「体の中を生物が這う感じがつらい」
【既往歴】梅毒※
【生活歴】2人同胞第2子（次女）として出生。最終学歴は不詳。24歳時に結婚し長男を出産、27歳時に次男を出産。49歳時に夫が病気で死去。
【現病歴】63歳頃に目の手術をしたが、手術の失敗を気にしたり、倦怠感を訴えたりするようになった。66歳頃より心療内科に通院したが改善せず、他院への受診も繰り返していた。

X−1年秋頃（69歳）より家事もできなくなり、独身の次男が仕事を辞めて看病をするようになった。12月頃より、不眠、食思不振、体のしびれを訴えていた。X年Y−1月頃より、頭の中、腹の中、背中を虫が這うような感じが出現した。近医内科を受診したが、身体的には問題ないと言われ、デパス、コンスタン、ロヒプノール、栄養補助剤のエンシュアを処方されていた。

身体違和感の苦痛からタオルで首を絞める行為があったため、X年Y月、息子とともに当院を受診し、入院となった。
【入院時現症】体感幻覚、要素性幻聴、不眠、便秘、食思不振、意欲低下、希死念慮。

「頭の中がちくちくする」「頭やお腹の中をぐるぐる回っている」「肛門から入ってくる」といった体感幻覚や、耳障りで時々声のような音（はっきり聞き取れない）が聞こえるという訴えに加え、食事もとれないし味もしない、夜も眠れない、何もやる気がしないと訴える。調子を崩すようになったのは8年くらい前

※　トレポネーマ・パリドゥムという微生物の感染により起こる性病。元来は、インディアンが罹患していた病気とされ、コロンブスのアメリカ発見のあと、ヨーロッパに伝播したとされている。抗生物質ペニシリンが使われるようになってから劇的に減少した。

からで、食事がとれず、何もできなくなることがこれまでにも2～3回あったというが、身体の違和感ははじめてと語る。

【入院後経過】反復性の感情障害に精神病様症状が出現したものと考え、トリプタノール50 mgを開始、第3病日よりリスパダール1 mgを開始した。トリプタノールを75 mgに増量したが、口渇や排尿困難の苦痛を強く訴えるため、第9病日に中止した。

　体感幻覚に加えて「頭の中でジージーなる」「お経のような音が聴こえる」など幻聴の訴えが強く、リスパダールを3 mgまで増量した。目立った変化がみられないため、第22病日よりジプレキサ10 mgに変更した。不眠はやや改善したが幻覚症状は変化がなかった。第43病日よりトレドミン50 mgを開始したところ、便秘が増悪した。幻覚は変化なく手足にやや筋強剛（身体のこわばり）を認めたため、アキネトン（抗パーキンソン薬）を追加してジプレキサを20 mgまで増量したが、症状に変化はみられなかった。

　入院時に梅毒陽性も出ていたことから、本人の希望もあり、第62病日より内科病棟にて梅毒の治療をすることとなった。筋強剛も持続しており幻覚症状も変化しないため、第68病日よりジプレキサを減量した。梅毒の治療として抗生剤のペニシリンの点滴治療を開始したが、「点滴はつらい」と拒否したため、内服治療に変更し、第88病日に精神科転棟となった。

　第82病日よりトレドミンを100 mgまで増量したが変化はみられなかった。第85病日にセレネース2 mgを開始し、4 mgまで増量したが変化がなかった。食思不振も持続していたため、第96病日よりドグマチール150 mgを開始し、450 mgまで増量した。第95、97病日に自室でタオルで首を絞めているところを同室者が発見するということがあった。

　第106病日よりルーランも開始した。食思不振が続き、エンシュアに加え、第122病日より点滴による水分補給も行った。嘔吐やふらつき、転倒を数回繰り返した。身体倦怠感や苦痛感の訴えが強く、介助や服薬に対して拒否的になることも目立っていた。

　症状に目立った変化はなく、パキシル、リスパダール、テグレトールを開始した。パキシルは嘔気、食思不振が強度であったため増量は困難であった。リスパダールを4 mgまで増量したが症状に変化はなく、構音障害や筋強剛が目立つのみであったため、第130病日に中止とした。焦燥感も強く、「目薬も差してくれない」「点滴が終わっても処置してくれない」といった看護師への訴えが続いていた。

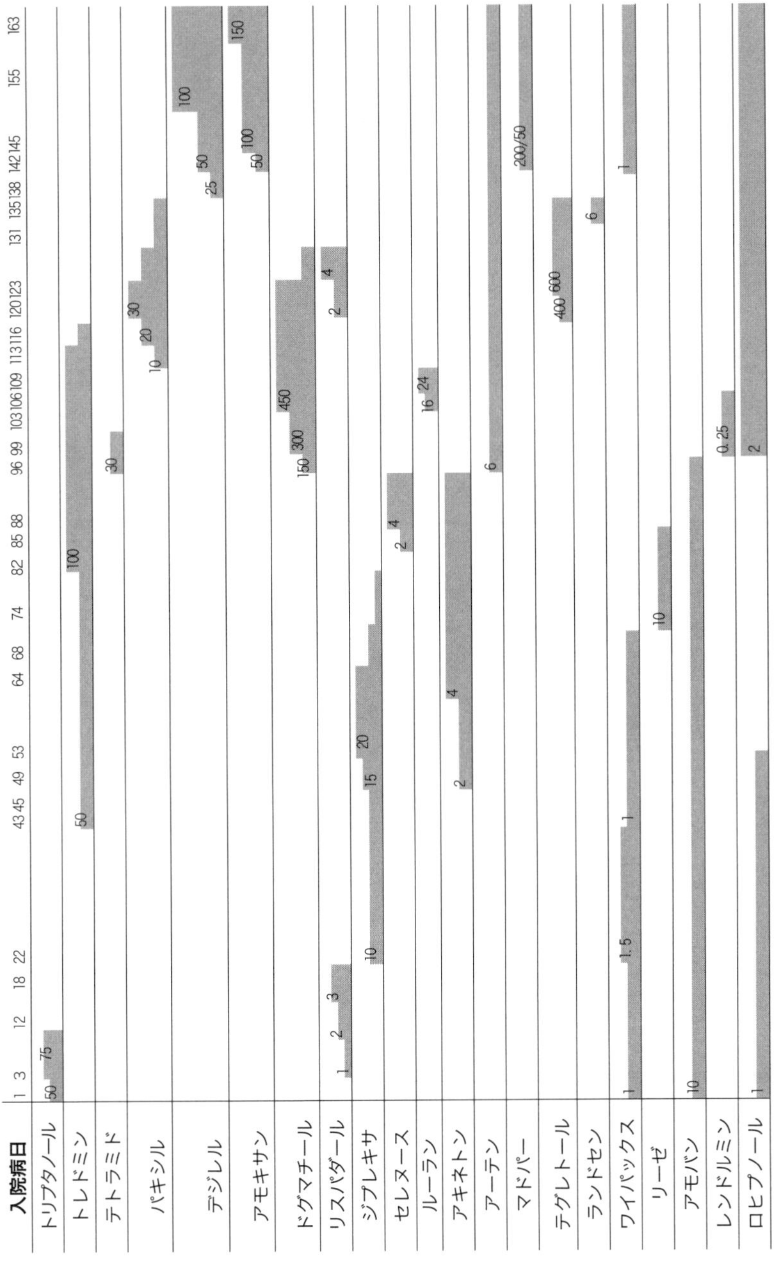

図 3 症例 B の処方の経過（単位は mg）

B 体感幻覚を読み解く

第135病日よりランドセン6 mgを開始したところ過鎮静傾向となったため、中止とした。食思不振が持続していたため、第142病日よりアモキサン50 mgを開始し、150 mgまで増量した。第149病日頃よりやや焦燥感が和らぎ、摂食量も増加したため点滴を中止したが、看護に対する不満や身体的訴えは続いていた。

　本人、家族の申し出もあり、摂食量も増加傾向にあったことから第164病日に退院となった。

【退院後経過】主に次男のみが受診し、自宅での様子を話していく。食事摂取も良好で、ひとりで大型スーパーまで買物に出かけたり、家事も少し自分でしたりするなど、入院前と比べて活動的な様子である。不眠や体のしびれ、ムズムズ感を訴えることはあるようだが大きな問題にはなっていない。

　退院後約1ヵ月半後に一度だけ本人も受診したが、上品な服装で綺麗に化粧をして現れ、表情も明るく感謝の意を述べて帰っていったことに少なからず驚きを覚えた。

　処方の経過を図3に示した。

＊　＊　＊

●症状と投薬の変遷

橋本：症例Bは70歳の女性の方です。主訴は「体の中を生物が這う感じがつらい」ということで来院されました。

　生活歴としては、2人同胞の第2子で生まれて、高校卒業後、事務の仕事をし、その後24歳時にご結婚されて、お子さんを2人産んでおられます。49歳時に、夫が亡くなっています。既往歴は、梅毒があって、若い頃から出ては消え出ては消えというのを繰り返していたと、ご本人がおっしゃっていました。

　現病歴ですが、60歳を過ぎてから目の手術をされています。それが失敗したということを気にしたり、いろいろ訴えたりしていました。

　66歳くらいから、心療内科に通っていたそうですが、通いながらほかの病院にも頻繁にかかるということを繰り返していたようです。

　X－1年秋くらいから、家事もできなくなり、ほとんど寝たきりのような状態になって、息子さんが仕事を辞めて看病していました。

冬頃から、夜に寝れない、ご飯が食べれないということと、体のしびれを訴えていました。もうしばらくすると今度は、「頭の中とかお腹・背中を、虫が這うような感じが出てきた」と言っていたそうです。

　内科にもかかられていますが、身体のほうは何も問題ないと言われて、デパス、コンスタン、ロヒプノール、ご飯が食べられないということでエンシュアを処方されていました。

　「身体がえらいえらい、しんどいしんどい」という苦痛の訴えが、息子さんに対してかなり頻繁にあったようで、タオルで首を絞めることもあったため、息子さんと一緒に病院を受診されて入院となっています。

　入院時に最初にお話ししたときに、「頭の中がちくちくする」「頭やお腹の中をぐるぐる回っている」「肛門から入ってくる」といった体感幻覚のような訴えや、耳障りで時々声のようなものが聴こえるという幻聴のような訴えと、「ご飯も食べられないし味もしない」「夜も眠れない」「何もやる気がしない」という訴えがありました。

　昔の話を聞いてみると、どうも調子を崩すようになったのは、8年くらい前からとおっしゃっていて、「ご飯が食べられなくなったり、何もできなくて寝たきりになったりということもあったけど、身体のほうに変な感じがするというのは今回がはじめて」とおっしゃっていました。

　入院後の経過ですが、反復性の感情障害に精神病の症状が出てきたものと考え、トリプタノールとリスパダールを開始しました。

　トリプタノールを増やしていきますと、副作用の口渇や排尿困難が出て、それがものすごくつらいということを訴えられて、結局2週間でトリプタノールを中止しました。

　訴えとしては、体感幻覚のような訴えがものすごく全面に出ていたものですから、とりあえずこれをなんとかしなければ、と考えました。リスパダールを徐々に増やしていきましたが、ほとんど変化がみられなかったので、途中でジプレキサに変更しました。ジプレキサに変更したあとに不眠はやや改善したように思いましたが、幻覚についてはほとんど変化がありませんでした。

　その後、トリプタノールを中止していたので、しばらくしてからトレドミンをはじめたところ、便秘がひどくなりました。

　ジプレキサはずっと使っていました。幻覚の訴えは一進一退というか、「まあ多少、今日はいいよ」とか「今日はひどい」とかは言うのですが、全体としては

あまり変化のない状態が続いていました。手足が震えたり、強張ったりという症状が出てきたので、抗パーキンソン薬のアキネトンを追加しつつ、ジプレキサも増やしましたが、ほとんど変化がみられませんでした。

入院時に梅毒が陽性に出ていて、ご本人も治療したいとおっしゃられたため、精神科の病院ですが内科の病棟があるので、そちらにいったん移って梅毒の治療をすることになりました。副作用も続いていて、幻覚も相変わらずで、ジプレキサもあまり効いていないようでしたので、減らして中止しています。

梅毒の治療でペニシリンの点滴をはじめたのですが、はじめて次の日には「点滴はえらい。つらいつらい。もう点滴はやりたくない。もう何もやらないでくれ」と拒絶的になってしまいました。結局点滴で抗生剤を使っていくのをあきらめて内服に変更して、また精神科の病棟に戻られています。

トレドミンを100 mgまで増やしていますが、それでもあまり効果がなく、ジプレキサをやめたので、その後セレネースを使ってみましたが、これも副作用ばかり出てしまうという状態でした。

食事も相変わらず食べられず、ドグマチールを使ってみましたが、これもあまり効かず、その頃から、あれもしたくない、これもしたくないといういろいろな拒絶が出てきていて、自分の部屋でも「つらいから死にたい」と言って、タオルで首を絞めているというのを何度か発見されています。

その後ルーランも使っていますが、大きな症状の変化はなく、食事がまったく食べられず点滴で水分補給をするような状態でした。その頃、ふらつきもかなり目立っていて、幸い骨折はしませんでしたが、3、4回転んでいます。

体がしんどい、つらいという訴えがどんどんひどくなって、「薬も服みたくないし、何もしたくない」「目薬も出してもらっているのに、看護師さんは誰も目薬も差してくれない」と病棟でのかかわりに対する不満も増えていました。

その頃、パキシル、リスパダール、テグレトールといった薬も使っていました。パキシルは副作用が強くて、あまり増やせませんでした。リスパダールも副作用ばかり出てしまって、結局中止しています。その後一度、ランドセンをはじめたのですが、それで過鎮静になってしまいまして、これもすぐやめています。

その後アモキサンをはじめ、150 mgまで増やしています。アモキサンを使いはじめて1週間ぐらい経ったときに、少し食事が食べれるようになってきて、点滴が中止できましたが、病状としてはほとんど変わりませんでした。不満も身体の訴えも多いという状態で、本人も「長く入院しても何にもならない」と話

し、ご家族の方の「病院にいてもこれ以上変わらないのであれば、家でがんばってみます」という申し出もあり、退院となっています。通算164日病院に入院されていました。

　退院されたあと、息子さんが主に受診され、様子を話していかれますが、「食事量は退院直前くらいから増えてきていて、最近は本当に食べすぎるくらい食べる」とおっしゃっていました。

　入院される前は、家で半分寝たきりの状態であったのですが、ひとりで大型スーパーにまで買い物に出かけたり、家事も全部ではないようですが少し自分でやったりするなど、入院前と比べたら明らかに活動的だというお話でした。

　症状は、まだ依然続いているようで、やっぱり夜少し眠れなかったとか、体感幻覚様の訴えもあるにはあるようでしたが、息子さんの口振りからは、その訴え方は、前と比べたらあまり問題ではないようでした。

　一度だけ、ご本人が受診されています。入院のときは本当に地味な服装の、華奢なおばあさん、といった感じだったのですが、一度だけいらっしゃったときに、とても上品な服装で、髪も、もともとは白髪なんですけど、紫色のメッシュを入れて、お化粧もして現れて、「先生ありがとう」と言って帰っていかれたものですから、そのときだけは本当に「あれ、どうしちゃったんだろう」と驚きました。

　というのは、退院したときにはよくなったという感じはしていなかったんですね。むしろ入院が長期になってしまって、もうどうしようかなあ、と先の見えないような状態で、本人も退院すると言っているし、家族もいいと言うから、退院してもらってこちらも肩の荷が下りたなあと思っていました。

　それがこんな感じで現れたものですから、本当に狐につままれたという印象でした。以上です。

熊木：どうもありがとうございます。この症例について、ご質問・ご意見をお願いいたします。

● 薬を新しくするたびに副作用が出る

大槻：最初の質問で申し訳ないのですけども、ランドセンを135病日目にいきなり6 mg……ですか？

橋本：そう、そうなんです。あとから考えるとどうも 0.5 mg を 3 錠のつもりで出したのですけど、意図した数字ではなくて、本当にいろいろ行き詰まっていて、その勢いで 2 mg と書いてしまった感じです。

　今振り返って考えると、とても訴えが多く焦燥感も強い状態を鎮静したかったのかなと思います。

大槻：アクティングアウトですかね（笑）。過鎮静になったのであれば、ちょっと減らすというのもひとつのチョイスかと思うのですが。

橋本：そうですね。本当にその頃はバタバタとしてしまっていた感があります。

兼本：官能的評価というものを考えるときに、患者さん一人ひとりの訴えをきちんと聞いて、どこかオーダーメイドな感じで一人ひとりに対応していくというところがあると思います。

　患者さんへの対応をどのようにして見直すのか、というときに、この病気は最初にこれをこういうふうにして……という手順が決まっているマニュアルが近頃アルゴリズムというかたちで大変ポピュラーになった。

　しかし、このアルゴリズムというものが、いろんなところで行き詰まっていて、見直さなければいけないという部分がある。しかしわれわれ凡人は、困ったときにはやっぱりアルゴリズムに頼ってしまいます。皆が最初からオーリングを使えるわけではないですし。

　橋本先生のひとつの解釈としては、アモキサンが最後に 150 mg 入って、これはたしかにたいした改善ではないかもしれないけども、ずっとあれこれ訴えていた人がご飯も少し食べられるようになって、退院されて 1 ヵ月少し時間が経ったら、ずいぶん違った様子で来院されたと。そうすると、もしかしたらアモキサンが効いたのかもしれないと、今から振り返って考えられておられるのですか？

橋本：そうですね。まあ振り返ってみれば、ということですが。ほかの可能性が考えにくいので、アモキサンがよかったのかな、と。

熊木：図 3 を見ると、アモキサンが増えているのとかなり同期して、デジレルが増えています。これは症例報告のほうには書いていないのですが、これも関係

ないとは言えないですよね。

兼本：投薬の変遷をみると、うつ病の治療として最後までやろうという感じではなかったんですよね。病状的にはどうだったのでしょうか？

橋本：とにかく幻覚の訴えが前に立っていたので、それをなんとかしなきゃいけないな、という気になっていました。

兼本：うつ病治療のアルゴリズムに最後まで乗ってやっていくのにためらいがあったわけですね？

橋本：そうですね。この人の場合、薬が本当に頻繁に変わっているんですが、その大きな理由は、何か新しい薬をはじめると、どんな薬を入れても、とにかく副作用が出ていたからなんです。それで結果としてこういう感じになっています。

●神経梅毒による精神症状

小川：髄液検査はされたんですよね？

橋本：はい。髄液からも抗体が出ています。
　神経内科の先生が神経梅毒と診断していますが、ただ神経梅毒の症状でこういったものが出るのかどうかははっきりしないという意見でした。

小川：梅毒のことばかりで申し訳ないんですが、退院のときに梅毒は陰性になりました？

橋本：たしか調べていないと思います。内服薬も「服みたくない」と言って、結局きちんと服めずに中止されており、治療が中途半端に終わっていたので……。

小川：たぶん神経梅毒だと、ペニシリンの点滴をしないとまず治らないですよね。だったらかなり神経梅毒が影響しているんじゃないかなという気がしていたんですけど。こういう症状は出ないということなんですかね。

橋本：神経梅毒でこういう体感幻覚様の訴えというのは、何か経験をおもちですか？

小川：いや、何か精神病様症状が出てきてもおかしくないかなと、ずっと思っていました。

橋本：ほかに梅毒関連で、そういうご経験のある方はいらっしゃいますか。

神田橋：梅毒による幻覚は、梅毒自体がよくなっても、精神症状がよくならない場合、同じ強さ・同じかたちの幻覚がずーっと続きますので、Bさんのこの千変万化する幻覚は違うと思います。
　まあ皆さんあまり梅毒精神病を診ていないかもしれないけど、僕みたいな年寄りは、梅毒による精神病をたくさん診ていますよ。

大槻：神経梅毒で症状が残る場合、その神経梅毒による精神病症状というのは、薬が効かないのですか？

神田橋：なかなかねえ、効かないですねえ。

橋本：神経梅毒で知的に落ちた人を、私は診たことがあります。その人は知的にも落ちていたので、よくなるのは難しいというのはわかるのですけど。その精神病症状については、メジャートランキライザーがあまり効かなかったような……。

神田橋：メジャートランキライザーが効かないですねえ。

大槻：ほかに、感情障害様症状みたいな病態（躁状態）を呈した人がいます。その症状に対してはなんとか効いたのですが、最終的に、だらしないような印象だけが残ったということがあります。

神田橋：美しさがないような状態の人柄になりますね。気の毒だけどね。水準が下がってしまうから。

● 「なんとかしろ」という淡々とした要求

杉山：この方は、退院後はもう内服はしなかったのでしょうか？

橋本：継続でずっと内服されてます。

杉山：デジレルとアモキサンと……

橋本：そのままずっと服んでもらって、ほとんど処方変更していません。

杉山：じゃあ通院もされている？

橋本：息子さんがひとりでやってきて、同じように薬をもらっていかれます。

杉山：診断としてはやはり「精神病症状を伴う感情障害」、これはもう間違いないと考えてよろしいですかね。

橋本：それを別個と考えるかどうかですよね。つまり、感情障害は感情障害で、精神病症状は神経梅毒と別々に考えることも可能とは思いますが。

兼本：今もこのしびれというのはあるんです？

橋本：どうもあるようです。まったくないわけではなくて、同じようなことも言いますが、と息子さんはおっしゃっていました。

兼本：だけど日常生活には現在は影響はあまりないんですよね？

橋本：そうですね。そういう訴えでみられる症状が日常生活に影響することは、前と比べたらずいぶん少なくなっているようです。

大槻：いろいろメジャートランキライザーを試されてますけども、副作用が出る

だけで、体感幻覚みたいなものはあまり出なかったのでしょうか？

橋本：ほとんど変わりませんでした。

熊木：ちょっと違う角度からの意見です。薬をたくさん試さざるをえないような迷走状態に陥るというのは、私もよくあるのですが、ここでは2ついっぺんに薬を変えるような場合がありますよね。
　そういう場合に、何かの変化が生じたときに、どちらの薬がそういう作用を及ぼしたか、わからなくなることがあるんじゃないかと思うのですけども、そのあたりについて先生はどう考えておられるのですか？

橋本：もちろんそれはいつも考えていて、薬の系統ごとに、たとえば抗精神病薬をいっぺんに2つ出さないとか、抗うつ薬をいっぺんに2つ出さないとか、そういう点には注意しています。それでも抗精神病薬と抗うつ薬とを並行して調整していくということは少なくありません。

熊木：そうすると、抗うつ薬というカテゴリー中1剤、抗精神病薬というカテゴリー中1剤というような感じのチョイスをされているわけですね。

橋本：そうです。

神田橋：おそらく先生は、こんなにどんどん薬を変えるということは、ふだんはされないのだろうと思うんです。しかも、ちょっと出してはまた変えたりね。
　これは、ある特殊な心境にこの人が先生を導いているのだということです。そうだとすると、導いていく場合に一番多いのは依存でしょ。ところが記述からみて、依存とは思えないんです。

橋本：依存という印象は受けませんでした。いつも内科の診察を受けるような感じで話をしていかれて、とくに入院の当初の頃には、幻覚の訴えをするにも、「頭の中でぐるぐる回ってねえ」「だからお腹が痛くてね」と症状について淡々と話していました。

神田橋：淡々と話しているのに、先生がこれだけ支配されているわけです。

　これは精神分析でいうと、患者さんがこの場に作っている雰囲気は、記述をみたときにはわからないんだけど、治療者の中に引き起こされている感情だけが患者さんが出している雰囲気の実態を反映している、という考えがあるんです。逆転移を介しての関係の認知というやつです。

　僕はそこから考えて、つまりこれは「なんとかしろ」という要求ですね。そうするとそれは、淡々としている見かけはあるけど、どこかに「ちゃんと責任もって治療せい」という要求を出しているんだと思います。

　で、先生はそれに押しまくられて、「なんとかせんといかん」という感じにさせられている。そのことから考えて、僕の連想では、Bさんが梅毒になった事情が大きな要因だと思うのですが、どういうことか知っていますか。

●梅毒被害者としての怒り

橋本：症例呈示のために多少プライベートな部分については改編を加えていますので、そのへんについて話したほうがよければ……。

神田橋：いや、話さなくてもいいけど、僕はこの人が梅毒になった事情というものの中に、"被害者としての怒り"があると思うんです。

　怒りを自分で納得できないまま、一生終わって死んでいくわけにはいかないと考えているんでしょう。

　僕はこれをぱっとみて、絶対にうつ病とは考えないです。なぜかと言うと、うつ病がこんなに症状の生産性が高いはずがないから。バラエティがあり、多彩に症状を作っているから。

　うつ病は感情障害とは言うけれども、何と言っても、やっぱり脳が働かないようになっている病態だから、こんなに絢爛豪華な症状を生産する力は、うつ病の脳にはないと思う。だから僕は、これはうつ病ではないとまず決めるんです。

　そして、多彩に「訴える」ということにこの人の心性があるんだと、そしてそれは、医者じゃない誰かに訴えたい、ということだと考えます。そうするとなんでしょうね、運命とか神とかでしょうか。僕は夫だと思うけどな。夫がこの人に梅毒を移しているんだろうと思う。

　さてそれよりもまず、梅毒があるとすると、お子さんの梅毒の検査をどこかで

誰かがしてくれているかどうかだね。検査をしないといかんですよ。どこかでちゃんと梅毒を検査しているとは思うけど。お子さんのほうはいいと思うんだけど、おそらく夫がもってきて梅毒になったということも、結婚のいきさつまでさかのぼって聞いてあげる必要がひとつあるんではないか、というふうに感じるの。改編されているのかもしれないけど、この病歴からは、テーマは"納得できないという怒り"だと思います。

怒りがあるがゆえに、「なんとかしろ」「なんとかしてやらないかん」という感じを引き起こしてくるんだろうと思うんですわ。

それでたとえば、これから先は空想だけど、最終学歴がよくて頭がよい人であれば、スピロヘータ※1という虫みたいなものというような知識をもっているかもしれない、というようなことを思ったりしますね。

怒りだと考えたときに、身体幻覚やら身体症状から何か出てくる人は、漢方では逍遥散ですから、まず加味逍遥散※2を使う。そして怒りのテーマであれば抑肝散※3ですから、抑肝散と加味逍遥散の合方を僕は使うと思います。もう向精神薬は使わないと思います。

どうしても向精神薬で怒りのテーマを取り扱う場合は、僕はフルメジンを攻撃的な患者さんに使います。この人だとフルメジン1mgの4分の1から2分の1まで増やしてあげると思います。ま、試しにね。

だから、抗うつ薬などは一切僕の頭には湧いてこない。

熊木：ちょっと私事なのですけど、驚いたことがあります。こういう症例、多愁訴で淡々と言うんだけども、その内容が要求がましいというのか、こちらがどんどん追いつめられていくという症例を、昔いた総合病院でたくさん経験したことがありました。これらは梅毒ではないのだけども、どう対処したらいいのかなと、途方に暮れていたことがあったのですね。それから、なんとかならんかな、ということで漢方を勉強しはじめたんです。

そして漢方を勉強した結果、こういうタイプの方に対処しようとしたのが、今言われた、抑肝散と加味逍遥散だったんですね。合方でと言われたのですけど、

※1 梅毒を感染させるスピロヘータ目に属する病原微生物。
※2 漢方薬。肩がこり、疲れやすく、不安などの精神症状がある体質虚弱な婦人の、冷え性、月経不順、虚弱体質、更年期障害に有効。
※3 漢方薬。虚弱な体質で神経がたかぶるタイプの、神経症、不眠、小児夜泣きに有効。

まさに合方で使っていて、その内容がまったく合致したのでびっくりしてしまいました。
　あとは今言われたフルメジンか、もしくはピーゼットシーを私は使っていたのですけど、ピーゼットシーなんかはいかがですか。

神田橋：いいと思います。怒りの強いときはどうしてもフルメジンを使いますけど、長く使いにくいでしょ。年齢を考えると、遅発性ジスキネジーを考えなければいけないので、少し温和になってくればピーゼットシーに置き換えるのがいいと思います。
　このような症状は、交通事故の被害者の人や、いろんな公害の被害者の方とか、怒りのもっていき場がなくて、補償が済んだと言っても、本当に納得できない、お金の多寡じゃなく、ちゃんと加害者が心から謝罪をしてくれていないために全然気持ちがおさまらない、というものをもっている人に、共通した症状だと僕は思うんです。

● **神経梅毒の始末をきちんとつける**

兼本：神田橋先生が言われたことはずいぶん説得力があります。ただそこにたどりつくまでのプロセスを、われわれはどうしていったらいいのかということを、考えていかなくてはならないと思います。
　医者によってトレーニングを受けてきた過程の長さや熟練の度合いなどに違いがあるので、たとえば今神田橋先生にそう言っていただけると、「そういうふうに聞けばよかった」「そういう読み方でやるんだ」ととても腑に落ちるのですが、誰もが最初からそういう読み方ができるかといえば、私は少し難しいと思うんです。「これは感情障害圏の病気じゃないんだ」ということを確認したいと僕たちは思ってしまう。まず、「これはうつ病じゃない」と確認しないと不安なわけです。
　時間は損しちゃうのですが、とりあえずアルゴリズムでいけるところまでいくと、ああやっぱり違うんだって可能性のひとつを消していくのに納得できます。鑑別診断のタブローから可能性を一つひとつ除いていく神経内科的な方法論ですよね。

神田橋：先生がおっしゃるのはその通りだけどね、だけどちょっと違うんですよ。

それはね、村上先生もそうですが、われわれの世代は、患者さんが来ますと、梅毒があるのかないのかは、ある年齢以上の人は全部梅毒の検査をして、梅毒があると神経梅毒ではないかと考えて、もう訴えなんかどうでもよかったんです。

いったいこの人は先天性の梅毒なのか、どこからか移ったのか、子どもにちゃんと検査をして、子どもにあれば孫にも検査するのが医者の義務で、そっちを先にせんと、訴えなんか考えていたら医者として駄目だっていうふうに、もう徹底的に新入局の頃から言われたのよ。村上先生、そうでしょ？

村上：そうですね。先ほど、梅毒について小川先生からもお話が出てたけど、神経梅毒だと診断が下ったら、生命的予後までがかかわってくる問題なので、結末もきちっとしておかないといけませんね。Bさんの診断は曖昧なままになっているというのがひとつひっかかります。

それから、もし梅毒だとすると、生命的予後も関係してくるんだけど、デメンツ（痴呆）や栄養障害の問題も出てくるだろうし、神田橋先生もおっしゃったように、異常体験はデメンツに埋没して、だんだん薄れていってしまいますよね。

もうひとつ、私はこの症状自体は必ずしも神経梅毒の症状だとは思わないんです。中高年からセネストパチー（体感異常）を訴える一連の精神疾患は、皮膚寄生虫妄想からシャルルボネー症候群と言われるものまで結構あるんですよ。

それで、やはりここから先は、先ほど兼本先生が言われたけど、先輩と相談しながら、いろんな病気のことを知っておかないと、言葉が適切ではないかもしれないけど、がむしゃらな治療になっちゃうという感じがしますね。

橋本先生は、このBさんの訴えが病的体験なのでだいぶ神経質になったんだと思うけど、これが耳鳴りだったり便秘だったりすることもあるんですよ。それで自殺を企てる人も少なくないんですよ。

中高年のそういう問題性やこだわりが出たら、こういう薬の使い方はしないと思うんです。やっぱり病的体験ということに引きずられちゃって、内因性精神病を頭において、精神病というかたちで対応しようとしちゃって、こういう右往左往の対応になったんだと思いますね。

こういう症例こそ、兼本先生も言われたように、先輩たちと相談しながら治療していくべきでしょうね。それも合わせて、ひとまず神経梅毒という診断がつい

たら、その始末はきちっとつけておかないといけないと思いますね。

神田橋：梅毒だった場合はね、たいていの場合は被害者なんですよ。夫がどっかからもってきたんですわ。だからそれを聞いてあげるようにせんと。梅毒について内科で病歴をとるときも、まず誰にどこで移されたのかと聞くと思うので、そこから入っていくと、そこから先をいろいろ聞くときの治療者患者関係が違うんです。

　内科医が聞くときと違って、精神科医が聞くときは、「どういう事情で梅毒になったんですか、差し支えなかったら聞かせてもらえますか」と言うと、ぱっと被害者の顔になるんですよ。被害者の顔になると、この人は被害感情でいろいろな症状が出ているんだということがおおよそ確定するわけです。そうならなければ、僕はその時点でこの人は被害者じゃないんだなって考えるわけ。だからそのときの、ノンバーバルな本人の食いつきの感じで判断するんです。

●オーガニックなものを見落とさない

兼本：中枢性の梅毒を近頃はあんまり経験しませんからねえ。先輩の先生方に、梅毒が精神科の中から消えたことが、精神科の鑑別診断能力を少し貧しくした、という話は時々聞きました。

神田橋：DSMが流行して、どんどんどんどんオーガニック（脳器質的）なものが見落とされているんです。

　その誤診たるや、大変なものですよ。ステロイド精神病なんかを見落とすんですからねえ。甲状腺機能の症状全部にDSMでどんどんどんどん抗うつ薬が出されたり、メジャートランキライザーが出されたりしています。

　幻視らしきものがある人にメジャートランキライザーを出すっていうのは考えられないですよね。幻視なんていうのはそんなに出る症状じゃないのに、まず幻視が出たらオーガニックなものを考えて、たとえばクリアな本物の幻視であれば、脳幹の病変を疑わなきゃいかんのに、全部見落とされているんです。腹立たしいことが多いです。

兼本：軽度発達遅滞の人はよく誤診されるというか、DSM診断の落とし穴にな

りがちだと近頃よく指摘されていますね。

神田橋：学習障害の人は、「そういう点で自分は何か機能が抜け落ちているんじゃないか」「ああやはりそういう病気があるんだ」っていう認識を得られただけで、ずいぶん情緒的に安定するんです。

　自分は欠陥があるんだと聞いて安心するわけじゃないけど、なんかわけわからなかったのがわかったということによる精神安定作用は絶大なものです。

　昨日も、間質性肺炎※からうつ病になったって患者さんが来たから、「あなたステロイドによるうつ病じゃない？　あなたみたいにそんなに、『あーなった、こーなった』って言って悩んで、『これはどうしたことだろう、うつ病ではないだろうか』って、うつ病の人は言わないんだよ。あなたステロイドはだんだん減っていくから、それでいいのよ」って言ったら、喜んで帰った。

　今だんだんステロイドを減らしている過程でね。たくさん服んでいたときは12錠も服んでたっていう。「12錠のときはひどかったでしょう」って聞くと、「もうなんか地獄のようになりました」って。だんだん減ってきたら、ようやくうつ的なものでまとまってきた。そして「うつ病じゃないか」って言うんでしょ。「向精神薬服まんほうがいいよ、間質性肺炎が悪なるわ」って言ったら、喜んで帰った。

　このBさんがどうかはわかりませんが、やっぱりここでは被害者としての怒りを考えて、抑肝散を使うし、加味逍遥散と両方出して、そしてそのあと何を出すかって考えるかなぁ。

　この、加味逍遥散の「逍遥」というのは散歩のことで、転々とあちこち動き回るという意味なんですよね。症状が散歩する、うろつき回るという意味です。

● **「振り回されてあげにゃなるまい、これも仕事じゃ」**

兼本：いやいや、なかなか（笑）。さらっと読んでしまうと、橋本先生が書いておられるように、このBさんはうつ病で、きちんとアモキサンを使ったら効いたんだと読めちゃいますよね。

※　肺胞を構成する上皮細胞・毛細血管など、肺胞の壁部分（間質）を主体に炎症が起こる肺炎。

神田橋：精神療法が効いたんだと思うがなあ。

橋本：そうすると、今この人の怒りはどうなっているのか考えてしまうのですが、神田橋先生はどのように考えられますか。

神田橋：だいぶお医者さんたちをいじめたので（笑）、少しカタルシスが出て一段落したという印象ですねえ。もうちょっとしたら、また症状が出てくるんじゃないのかなあ。

兼本：上手にいじめられたということですね（笑）。先生のいじめられ方が下手だったらよくならなかったということでしょうか。

神田橋：Bさんは要求がましくて、こちらを振り回そうとしていると思いますね。そう思ったときに、「よし振り回されてなるものか」と対応すると、患者さんは治らないです。「振り回されてあげにゃなるまい、これも仕事じゃ」と思えることが重要です。

　意識しないで振り回されているときはイライラするけど、「まあ振り回されるのもこの人には必要かねえ」と思うと、あんまりイライラしないで、「ああそうね、そうしたらねえ、どうしようかねえ」って考えられますから（笑）。それでいいですよ。

　できるだけ患者さんに逆らわないで接してあげればいい。だから先生のこのやり方でいいんですけど、楽しくなかっただろうなと思いますね（笑）。「振り回されてあげなきゃ。やっぱりこの人の残った人生の中で納得するためには、恨みをどこかにぶつける必要があるよね」と思いながら接すればいいのです。

兼本：そうすると、橋本先生が振り回されたことは、とても治療的だったということですか。

神田橋：これで、「あなたの人生も波瀾万丈でしたねえ」と言って、あたかもこの治療のことを言っているかのように言いながら、前のことまで全部ひっくるめたような言葉を使う。「何にも自分に責任はないのに、病気になる人っているのよねえ」というようなことを言うことで、これを般化させていく——あてこすり

精神療法（笑）と僕は名づけてますね。
　「大変だったなあ」とか「今さら歴史は戻らんし、しかしあなたもがんばったけど、僕もがんばったろう」とか、外来で言ってあげるの。

●振り回されないようにすると自殺する

熊木：実際治療でこういうことにもまれると、微視的なところで振り回されてしまうのが、なかなか自分で引いてみれないんですね。今神田橋先生が言われたようなことがあらかじめわかればいいけど、これはキャリアの問題でしょうか、やはり難しいのかな、ある程度もまれないとしょうがないのかな、とも思います。

村上：先ほど橋本先生は「内科疾患を訴えるように淡々と訴える」って言ったでしょう。さらに自殺企図があるでしょう。この自殺企図には相当動かされました？　ちょっと入れ込みすぎたというか……。

橋本：いやあの、アピール性が強いかなとは思って……。

村上：そうすると、この自殺企図をそんなに強くは受け止めなかったのですか？

橋本：ええ、そうですね。ただ、そうは言っても、報告を受けたらその都度対応していました。

村上：怒りと少し関係するかもしれないなと思っていたんですが。こういう方は深刻に自殺しますよ、本人はかなり行き詰まっていますから。

神田橋：振り回されないようにすると、自殺するんですよね。振り回されていればいいんです。

兼本：含蓄深いお言葉だと思います。僕たちは振り回されまいとしますから。振り回されるのはまずしんどいし、格好が悪いし、何しているかわかんなくなっちゃうし。

神田橋：その手は食わんとかね。将棋さしてるようになっちゃったら駄目です。

兼本：橋本先生はふだんこのBさんのような治療ではなくて、たとえば抗うつ薬を入れるなら入れるで、アルゴリズムにしたがって治療されているわけですよね。
　この人に関して、意図して振り回されようと思われたわけではないんでしょうけども、それこそ「自分は振り回されないぞ」って気持ちにならなかったのは、精神科医としてきちんと患者さんに寄り添っていらっしゃったということですね。

神田橋：そうだ、それはそうだ。それが結局この人を救ったんだと思うんです。頑固にならなかったのが。

兼本：しんどいけど、患者さんに押されてゆらゆらとゆれる。

神田橋：そうそうそう。なぜかそれができたんですよねえ。

橋本：たぶんそれは、単純に忙しい病院だったから、あまりこう……

兼本：いや、それは違うと思うなあ。処方を固定したほうが楽だし、最初に先生は感情障害と考えていたわけだから、忙しければ余計そのまま判を押したみたいにアルゴリズムでやったほうが楽でしょう。

橋本：そうですね。2ヵ月くらいはたぶんそうでした。

神田橋：よくねえ、ばかなスーパーバイザーが「振り回されてはいけません」と言うのよ。あれで自殺が増えると思うの。少なくともリストカットは絶対増えますよ。いけないですよね。
　僕はね、皆に「面接というのは箱庭です」と教えているんです。箱庭の中に、患者さんという生きたお人形さんがいて、治療者というお人形さんもいて、何かが治療に役立つような箱庭ができればいいんです。それで（上から種を蒔くようにして）薬をこうやってね。正しい必要はないんで、結果がよければいいやとい

うことだと思うの。正しいことをすることはない。やっぱりサービス業だからねえ。

兼本：でもそれはなかなか大変ですよね。しんどかったですしね。

橋本：そう、この人を診るのは本当に「もうどうしようかな、どうしようかな」とつねに考えていましたね。

村上：誰がやっても難しいですよ。

神田橋：こういう人を診ていくためには、同じ職場に愚痴を言う仲間がないともちませんよ。何も医者である必要はないですよね。看護師さんや掃除のおばさんに「困っとるんじゃー」とか言うのが一番いいですけどねえ。そういう人たちは責任がないからね、「先生がんばらにゃあ、若いうちは」とか言われて（笑）。

杉山：最後には感謝の意を述べていかれたわけですよね。意識した通りの意図的な治療はできなかったけども、結果的に本人の感情を受け止める結果になっていったのかなあと思います。

神田橋：サイコドラマがここで起こったんだと思うんだけどなあ。

兼本：「動揺しないように、振り回されないように」というのが、結構一般的な教えですよね。「振り回されることは患者さんのためにはならないんだ」という教えが、だいたいよく言われることですよね。

神田橋：それがね、僕は境界例の患者さんを診ているときに、振り回されている自分を見つめておれることが中立性だ、ということに到達した時点から精神療法がずいぶんうまくなりました。30代でしたねえ（1970年発表）。どこかに文章が残っていると思います。『発想の航跡』（「境界例の治療」43-55頁）の中にあったんじゃないかな。

兼本：相手の気持ちをどこかでシャットアウトしているから、振り回されないん

ですよね。そうしたら治療者は楽なんだけども、振り回され続けていれば、そのぶんだけずっとしんどいんですもんね。

神田橋：しかし、振り回されていれば成長しますから、振り回されないようにトレーニングを受けてだんだん成長した人は皆、頑なな感じの顔つきになりますよね。

　自分の感情を動かないようにしてしまいますからね、精神的にもとても悪くて、年をとるにつれて豊かな人にはならず、ますます専門家以外の何者でもない、人間じゃないような人になってしまうんですよ。どうしてあんなに悪いトレーニングが行われたんですかねえ。人には寄り添ってみよ、という感じがよろしいと思うんだ。

●無力感に対するコーピングとして振り回す

熊木：少し違う話かもしれないですが、ミュンヒハウゼン症候群という虚偽性障害がちょっと近いような感じをもちました。どうでしょうか？

　実際に、周囲にまったく知られないまま、自分の子どもからどんどん瀉血していき、ついには身体科の患者さんに仕立てて、というような問題を起こした看護師の症例が紹介されてきたことがあるんですが。

神田橋：自分の子どもを？

熊木：そうです。貧血状態になっても、それを「なぜか原因がわからない」と言い、そのままずっと経過していったところ、あるとき瀉血の現場をおさえられて、児童相談所に報告されたという症例でした。

神田橋：自分自身にする人はよくいるけど、子どもに対する虐待の一種としてする人はめずらしいねえ。

熊木：代理母ミュンヒハウゼン症候群という病名もあるような症例です。結局、医療者を振り回すことに、妥当な言い方かどうかわかりませんけど、快楽を伴うようなものかなと思いました。だとするとこの症例も、橋本先生を振り回すこと

に意図があったかどうかわかりませんけども、何かある種の快楽があったのかなと。

神田橋：僕はね、快楽でやる人がいるとはあまり思わないですね。無力感に対するコーピングだと思うんです。無力感に対するコーピングとして、振り回す。だから、振り回したときに、自分はただ事態の流れの受け手としての、パッシブな役割だけではないんだ、という安らぎというか、慰めみたいのが出てくるのではないかなあ。ミュンヒハウゼンもそうだろうと思うんです。

村上：快楽というより、これほど気色の悪い体験をもっていれば、必死だと思うんですよ。それが先生にどこかで伝わっていて、それに対しての一所懸命の行動になった、と私は思うんです。先生は「淡々と……」と言われたけど、必死な訴えだと思いますよ。こんなに気色の悪い体験をずっとしていたら、単純に、たまらないですよ。

熊木：そうするとミュンヒハウゼンなどは、その体験が実際にあるのかないのか定かでないのですが、不快な体験というのが裏打ちされてないような症例がありますよね。そういう意味では、この症例がミュンヒハウゼンと同じかどうかはわからないですね。この症例は明らかに不快な体験がありますから。

●がちゃがちゃした症例にはダーティドラッグが効く

神田橋：僕はいろんなことをするんですよね（手を前にかざしながら）「この虫はどっから来たんだろうね、あなたの中から湧いたんかなあ、外から入ってきたのかなあ、いやねえ」とか言って。

　それはちゃんと、たくらんでやるわけです。それで、患者さんのレスポンスを見ながら、どっちに本人の身体のイエスという反応がくるか。「こうかねえ、こうかねえ」と言っていると、どちらかにイエスという本人の反応がどこかで出ます。「やっぱり外からくるはずはないなあ、内から湧いたんだよな」とか言ったりして、患者さんの答えを聞いて、こっちが決めて言う。そのように馴れ合っていくんです。それはやはり年の功です。長年やってないと難しいかもしれません。

そうすると、「先生はなんか、本気じゃなくてわざとやってるんじゃないですか」と言う人もいますよ。「いやあ、あなたにはかなわん。見抜かれたか」と答える。「どこでわかったの？」と言って、最終的には褒めてあげる。
　やっぱりピーゼットシー 4 mg、寝る前に 8 mg くらいではないでしょうか。古いメジャートランキライザーはダーティドラッグって言いますよね。こういうがちゃがちゃした症例には、ダーティドラッグが効くんですわ。だから、老人のセネストパチーを中心にしたような症状は、ファーストチョイスはほとんどコントミンですよね。一番ダーティだからね。
　どこに何が効いているのかはわかりません。なんだかいっぱいぐちゃぐちゃしてるんで、ダーティと言えばダーティだけど、別の言い方をすれば MARTA（マルタ）※ですよねえ。なんでまたダーティって言わずに、MARTA っていう言葉になるのかなあ。よう思いつくわ。

熊木：ではジプレキサもダーティですか。

神田橋：どうでしょうねえ。

水谷：ダーティの極みなんじゃないですか（笑）。

神田橋：そうですね。シャープな薬をなんとなく使っていれば、攻撃的な治療になる。その点では、ジプレキサはあまり攻撃的な感じはしないですねぇ。

熊木：ジプレキサはなんだかドグマチールに似ていると前から思っていたのですけど、それはどうでしょう？

神田橋：どうですかね。僕は時々、双極性障害に対して寝る前にジプレキサを使うんです。

熊木：血糖が上がる、食欲がすごく増進するといった似たファクターがいろいろあって、効き方もとてもダーティというか、漢方に近い印象がするのですけど。

※ Multi-Acting Receptor Targeted Agent：多元受容体標的化抗精神病薬。

神田橋：そうですね。ダーティの極みは漢方ですよね。漢方は5つくらいの生薬で成り立ってますでしょ。それで、ひとつの生薬の中にめちゃくちゃいろんな種類のアルカロイドが入っていて、しかもそれが効くのではなく、それを腸内細菌が食べて、そのウンコが効くんだ、というような話になると、何がなんだかわからんですよ。漢方の先生の講演で、たいてい腸内細菌が食べてウンコになってそれが効くのであって、それで漢方はゆっくりしか効かないんだ、と言われました。めちゃくちゃですよね。

　僕はむしろ、エビリファイがドグマチールと似ているように思います。標的症状はよくわからん。ようやくフラッシュバックに効くということを見つけたから、薬屋さんに感謝されないかなぁと思ってます。いつも「エビリファイは副作用がありません」とばかり言われていたので、うちの院長が「だったら効かん薬じゃろう」「副作用がない薬なんて効くわけがない」と言って、しばらく購入しなかったの。

橋本：今先生は標的症状のお話をされましたが、その一方で先ほどリーマスを処方する"人となり"というか、症状というよりはその人の、何か感触みたいなところから、「じゃあこの人にはこの薬だな」というふうな出し方もされているとおっしゃっていましたよね。

　私の中にも少しそういう部分もあって、「この人だったらドグマチールが効きそうだな」と思うときもあれば、「こういう症状があればこの薬が効きそうかな」と思って出すときもあるんです。そういうことについて、もう少しお話いただけますか？

神田橋：難しい質問で答えはありませんけど。たとえば強迫症状を診て、この人の強迫症状は統合失調症の治るときの確認強迫と味が似てるなぁと思ったら、神経症でもルーランを使います。一方、この人はうつ病親和性の体質ではないかなぁと思ったら、デプロメールを使います。同じ強迫症状にみえても処方は違います。その的中率は結構いいです。もちろん不安に対する対処行動としての強迫の味だとレキソタンです。

第3章
それぞれの薬の官能的評価を語ろう

　第3章では、各薬物ごとの官能的評価を主題として、議論を展開していく。

　その際、あらかじめこのワークショップの参加者に書いてもらった各薬物ごとの官能的評価（本文ではゴシック体で表記）を参照しながら、それをたたき台として、参加者各自がさらなる官能的評価を展開させていくという手法をとった。

　薬物の各論が中心になるが、時折、官能的評価という方法論のありようについて、再確認するような総論的な議論も織り交ぜられた。

ジプレキサ Zyprexa

一般名：オランザピン olanzapine

MARTA と呼ばれる抗精神病薬。5〜10 mg 分 1。

[この薬のもつさまざまな特徴]

- 解体、錯乱、興奮が前景に立つ症例に効果的。情動安定を図るために保険適応外使用で用いることも多い。（橋本）
- 錐体外路症状がない。（杉山）
- マイルドな鎮静がかかる。（杉山）
- 気分安定作用がある。（杉山）
- この薬で落ち着いた「着地点」は、マイルドで穏やかで自然な感じがする。（大槻）
- 自然な感じを与えるものとして、視線が泳ぐようになる印象がある。（大槻）
- 強迫性障害の人の衝動性の高さを抑えてくれる印象がある。（大槻）
- 効き具合と用量が比例しない印象がある。（大槻）
- 抗うつ作用のある抗精神病薬で、若い人には効きやすい。Ⅱ軸系（パーソナリティ障害）の人にも比較的効いている。（小川）
- パーキンソニズムが少ない。うつ病や神経症の焦燥感に対して使いやすい。（水谷）
- 「（病的）思考」「感覚」に働きかけるというより、「不安」「焦り」など「気分」を鎮める薬、という印象。「気分安定薬」のほうが適切な分類名か。（水谷）

[投与上心がけていること]

- ほかの薬剤に比べて、圧倒的に肥満の出現頻度が高いので、リスクの高そうな症例には避けている。（橋本）
- 体重増加、脂質代謝異常の可能性がある。（杉山）
- 血糖モニタリングが必要。（藤田）
- 眠気にきわめて個人差がある。（藤田）
- 肥満と高血糖に注意。（大槻）

- 体重増加の副作用が現れるときは、かなり急である。フェノチアジン[※1]で体重増加するときのペースの10倍以上速いのではないか。そのときはすぐ中止する。（水谷）
- 統合失調症の急性期に使うには、患者にある程度病識があり、コンプライアンスがあるときがよい。治療関係が築けず、仕方なく強制的治療となってしまったときには使いにくい。後者では、半端な治り方になってしまい、治るべき患者を慢性の妄想患者としてしまいかねない。（水谷）

[他薬物との使い分け・色分けの違い]
- リスパダールと比べると幻聴に対する効果が今ひとつか。（橋本）
- 高齢者にも使いやすい。（杉山）
- ザイディス[※2]は何かと有用。（杉山）
- 落ち着いたとき、リスパダールはクリアーで、そのぶん文句も多い。ジプレキサは少しボヤッとした感じでニコニコとしている印象。（大槻）
- 若い人に使う。（小川）
- うつ病・双極性障害の焦燥感の緩和にすぐれている。強制的治療になってしまったときはセレネースやコントミンを使う。（水谷）

●ザイディスはスピーディに効く

神田橋：「強制的な治療になってしまったときには使いにくい」というのは、もう少し説明があるといいのに……。

水谷：他剤との使い分けについて書いたのですが、医療保護入院でなかなか薬を服んでいただけない、または保護室を使うといった物理的な強制という意味です。

神田橋：注射薬があればいいのに、ということですか？

水谷：いえ、もし仮に注射薬があったとしても、セレネース、コントミンを使う

※1　コントミン・ヒルナミンがフェノチアジン系の代表的薬剤。
※2　口腔内崩壊錠。口腔内の唾液で速やかに崩壊するため水なしでの服用が可能。

かなあ、という感覚です。

神田橋：切れ味みたいな感覚ですか？

水谷：そうですね。

神田橋：たしかにそうだな。注射薬があっても、あのスピードの効き方だったら4～5日ぐらいは手こずりますね。

水谷：ザイディスを使った経験がないものですから。

神田橋：ザイディスはスピーディに効くと言われていますし、僕が使っていても緊急時にはザイディスを追加しなさいと言います。効くのが早いという感じはあります。

　リスパダールの液にするかザイディスにするか、迷うときがあります。根拠はないのですが、どちらかというと、統合失調症の場合はジプレキサのザイディス錠にして、それ以外の場合はリスパダールの液にするようです。

　いつの間にか、僕にとって、これらの薬は「まさかのときはこれを服みなさい」と患者さんに頓用として持たせる薬になってますね。なぜなのかわからない。なぜだろう……ほかの先生も書いておられますが、リスパダールよりもジプレキサのほうが、統合失調症に特化された薬だと僕が思っているのだろうな。僕は統合失調症にセレネースはあまり好きではなくて、あまり使いません。

　というのは、僕が昭和37年に医者になった頃は、九州大学は薬物の治験の全盛時代で、桜井（図南男）先生がやっていたので、ずっと治験をさせられていました。フェノチアジンだとラポールがよくなっていくにつれて幻覚妄想が消えていく、というのを経験をして、よい印象をもっていたのです。

　ところがブチロフェノン※が出てきたのですが、異常体験のほうが先に抑え込まれるような感じがあって、なんだかつまんない薬だと思いました。今でもフェノチアジンのほうが好きなんですね。どうしても若い頃に刷りこまれた処方のくせが抜けません。

※　セレネースがブチロフェノン系の代表的薬剤。

セレネースは、その場限りの場当たりの治療薬、という感じがどこかあります。桜井先生は、ラポールがついてくることを非常に大事な治療だと考えておられました。あの時代の、僕らと一緒に入局した人たちは皆そうですが、ひたすら幻覚妄想をたたくような治療は好みません。

●体重増加・高血糖について

神田橋：この機会に教えてほしいのは、血糖のモニタリングはだいたいどういう頻度・時期でやるべきなのか、ということです。ご自分の中での定式ができていれば教えてください。たとえば、体重増加がなければやらないとか……。

兼本：僕はジプレキサを使う場合は、来られるたびごとにやっていますね。先生の昨日のお話［第1章、第2章］を聞いて思ったのですが、患者さんとの距離感などいろいろな問題がモニタリングの中に出てくると思うのですね。
　モニタリングをするというのは、患者さんのためにやっているという側面はもちろん大きくありますが、それに加えてやはり自分の身を守るためにやっているところがありますね。
　ですからモニタリングを頻回にやっているというのは、患者さんやそのご家族に対して緊張しているのだと思います。適度なモニタリングの数はわかりませんが、はじめのうちは比較的たくさんやるでしょうし、少し落ち着いてきたら間引きされていくのだろうと思います。
　その間引きのされ方と患者さんとの気持ちの通じ方にも関係があると思います。僕はかなり頻繁にモニタリングをやってしまいます。月に1回ぐらいでしょうか。

熊木：「体重増加が急激に起こる」と指摘されていますが、私もそういう印象があります。中には体重増加はまったく起きず、血糖だけが上がってしまうという症例があります。それは見た目だけではわからないのでモニタリングが必要かと思います。

水谷：そういう意味では、フェノチアジンのほうが体重が増えてきて高脂血症が出てくるので、わかりやすいという感じがします。

●まず「何か副作用はありませんか」と聞く

熊木：先ほどザイディスの話で、「効能や薬効はどうですか」という質問がありました。ザイディスやリスパダール液や、あるいはこれまで使われていたセレネース液、それに注射薬も該当すると思いますが、これらはいずれも薬効の発現が速いものです。

　私はずっと、その薬物がどのような速さで体に浸透をしていくのかということ自体が、薬効の質を決めているのだと思っていました。ですから、たとえばセルシンですと、筋肉注射・静脈注射・内服などいろいろありますが、全部薬効の質が違う印象をもっています。

　ザイディスは、通常のジプレキサと比べて薬効のスピードが速いので急性の症状に効く、というふれこみです。けれどそれ以外にも、官能的評価自体がそもそも異なってくるのではないか、という印象があります。皆さんはいかがでしょうか。

神田橋：これは、兼本先生がおっしゃったこと［18-19頁参照］と重なるのですが、患者と医者が期待をしている薬効がありますよね。それを患者の体験で認知できると、「患者の体験」「患者の期待」「医者の期待」という3つのコンセンサスが一致したという感じになり、非常に治療関係にプラスになると思うのです。

　患者さんが感じている副作用に対する心配と、医者が感じている副作用についての心配が合わさって、薬を"非常によいもの"としてではなく"危険なもの"と位置づけることでできるコンセンサスというものも、その後の医療関係を育てていきます。

　僕は薬物療法をやっている患者さんが再来で来たら、「具合はどうですか」と聞くよりも、必ず「何か副作用はありませんか」とまず第一声で聞きます。

　それはコンセンサスを作ってラポールを醸成するための技術であり、ひょっとしたら最も必要なことかもしれません。外科医や麻酔科医も同じように手術後には「痛みはどうですか」と聞きますよね。マイナスの情報から先に聞くと、「薬物は危険なものだ」と心配しながらやっていることが伝わるのでいいのではないかと思っています。合意がぴしっと定まるように思います。それはザイディス錠よりも、次のリスパダールで非常にあてはまるんです。

兼本：神田橋先生が、患者さんに上品な感じが残っているかどうか、ということをおっしゃっていましたが、ジプレキサに関してはグラツィエ（品位）のことを笠原嘉先生がおっしゃっていたように記憶しています。

　幻覚や妄想を抑えた場合に、症状がよくはなったけどグラツィエがなくなるという感じが、ジプレキサやフェノチアジンのほうが少ないといったことはあるのでしょうか。

神田橋：もし今の兼本先生のお話を皆さんで共有できれば、それを当事者である患者さんの官能的なモニタリングに活かせるような、患者あるいは家族への質問の仕方を作るべきですね。

兼本：たとえばグラツィエが失われた場合に、当人はそれほど認識されていないときが多いと思うのですね。周りの人がそれを感じてしまうということだと思うので、そういうことを意識化することに意味があるのか、あるいは害があるのか。投薬の仕方によって少し変化が出れば、それは意味があるのかもしれませんし、そうでなければ、それを意識化をすることは患者さんにとってかえって苦しいことなのかもしれないし、いいことではないかもしれません。

●表情に豊かさが感じられる

村上：私は神田橋先生と同じ世代で、実を言うと薬に関してはとても保守的で、できるだけ量を使わないという姿勢で、処方はセレネースとコントミンとヒルナミンでほとんど構成しています。

　売り込みに来られても新薬をなかなか使わないことをあらかじめ言っていたんですけど、実は今、4つぐらい新薬に挑戦しています。

　きっかけは、持続的に緊張病状態が続いていた引き継ぎ患者がありまして、夜中じゅう「殺せ殺せ、殺せ殺せ」と叫び続けるなど、激しい症状をもっていました。この患者は、引き継ぎをしたとき、すでにかなり大量でかつ多剤併用の処方がされていましたが、私も基本的にはそのままの処方を踏襲して使用していました。私のセレネースとコントミンとヒルナミンでほとんど構成するという従来のスタイルでは、セレネースの増減程度の対応では行き詰っていたところがありました。

そのような中で、手厚く看護をしていたんですけど、緊張病の症状なのか薬の副作用なのかわからないのですが、体は硬くなるし、誤嚥は出てくるし、流涎もひどいし、挙句の果てには嚥下性の肺炎を起こしてしまい、身体医学的知識が豊富な若い先生に身体管理をお願いしたわけです。その後尿路感染症まで起こしてしまって、そのついでに向精神薬が抜けてしまったんですよね。それまではとにかく薬を組み換えていかなくてはいけないという発想しかなかったのに、やむなく薬が抜けてしまったんです。
　それを機会に、その後の精神科治療も若い先生にお任せしたんです。快く受けてくれましてね、ジプレキサを2.5〜5 mgくらいを使ったところ、劇的によくなりました。それまで持続していた精神病状態がなくなってしまったんですね。本当にびっくりしました。私にとっては、向精神薬というものはそれほどこまかい使いこなしをするものはなく、大雑把に言いますと、興奮を抑える、異常体験を抑える、といった程度のものでした。
　ですから、先ほどの神田橋先生のラポールという言葉で言えば、薬を少なくすることでラポールを築いていた、という感じでした。薬でラポールが出るようなものはない、と私は思っていたので、異常体験でも出ない限り、ただひたすら薬を減らすことで対応していたんです。
　その後6ヵ月くらい経っていますが、継続的に良好な状態が続いています※。それまでは、薬では抑えきれないだろうと考えていた数ヵ月以上にわたる激しい症状が、この程度の薬物使用で消えてしまったんです。
　それで、薬の中にもこの症例のように特異的に効くものがあるのだと目覚めまして、今までは薬を売り込みに来られても、新薬はほかの先生が10年ぐらい使った経験を聞いてからでないと使わないようにしていましたが、今では新薬4つに挑戦しているんです。これをきっかけに、ジプレキサも少し使うようになりました。
　薬を使う順序も、だいたい従来の治療に行き詰って考えるようにしています。ですから、従来の治療で対応できている患者さんにわざわざ新薬を入れることはないという考えがありますので、いくら言われても間に合っている患者さんには、そのような薬を使う必要はないから使っていません。当然、行き詰っている患者さんに使うことになります。治療に行き詰った患者さんというのは、だいた

※　その後も、現在まで良好な状態が続いている。この患者は10歳台発症の61歳になる破瓜型統合失調症で、現在福祉ホームBへの入所を検討している。

い多剤併用になっていたり、いろいろな経過を経て薬の量も多くなっていたり、こまかいところがとてもみえにくくなっているので、新薬を使うにしても、いろいろとかぶっているものを除いてからでないと本質がみえないと思うんです。

　ただ、今、数例ですが、ジプレキサが特異的に効いていると思われる症例があります。逆に言えば単剤で対応できる程度の患者さんで、たとえばリスパダールを1日2〜4 mgと、ジプレキサが5〜10 mgくらいで対応できるような患者さんたちです。ただ、別に軽い患者さんというわけではありません。それで維持している患者さんはかなりいい線でいくな、という印象をもっています。

　また、先ほどもグラツィエという問題が出ましたが、たしかに表情はよくなりまして、写真を撮ってお見せしたいくらい、がらりと変わりました。

　ジプレキサのもうひとつのメリットは、とにかく錐体外路症状が少ないと言われていることです。スタンダードでは1日に3回ですが、ジプレキサは1日に1回の服用でいいということと、副作用があまりなくて、たしかに表情に豊かさが感じられることもメリットですね。

　ついでに、先ほどのセレネースとヒルナミンとコントミンには必ず抗パーキンソン薬を使っていましたが、ジプレキサの場合には抗パーキンソン薬を使いません。ただ、たしかにジプレキサが特異的に効いたと考えられる症例がいくつかあるんですが、それがどのような特徴をもった症例か、というところが今ひとつはっきりしません。正直、今のところ、劇的によくなったという意味では助けられている症例はいくつかあるんですが、症例的にはばらばらですね。

●薬を全部抜いてみる

神田橋：今の村上先生のお話を聞いて、どうしても言わなくてはいけないという気がしているので言いますね。

　僕はだいたい40年精神科医をやっていて、メジャートランキライザーで起こった幻覚妄想状態だろうと思える人が4例です。そういう人はどうにもならなくて多剤併用になっていきますが、そうするとますます幻覚妄想が激しく、興奮も激しくなってきます。それはカルテの経過をよくみると、薬の増量にしたがって、必ずどんどん病状が悪くなっているんですよ。

　だから多剤併用でどうにもならない患者さんがいたら、勇気をもって薬を全部抜いてしまうということをやってほしいです。かわいそうですよ。多剤併用で悪

くなっている方が必ずいるんです。40年で4例を自分で経験しています。

　1例は自分が担当した症例、あとはよそから回されてきた症例です。多剤併用でどうにもならず保護室にいる人がいたら、薬をやめてみることを考えて、病歴や治療歴を歴史年表でずっと調べてみてください。薬が多いときに病状が悪くなっています。病状が悪いから薬が多くなっているとみるのではなく、逆に薬が多くなっているから病状が悪いのだ、という可能性を考えてほしいのです。こういった症例はほかの病院にも少数ながらあると思うんです。

村上：引き継ぎ患者には必ずそういった症例がありますよね。薬がたくさん出ていて、不要だと思うことは多いんです。自分が診てきた患者さんだと加減もできるんだけど、ホメオスタージスとでも言うんでしょうか、多剤でバランスをとっているようで、削ると悪くなる症例も結構あるんですよね。それで、削って悪くなると、慌ててまた反対方向へ、かえって増量する方向へいってしまうんです。

　でもね、神田橋先生が言われるほどではないにしても、引き継いでから薬が数分の一になっても症状が変わらないだけではなく、むしろ症状がよくなっていく症例も確実にありますね。私の場合は漸減ですけどね。

神田橋：緊急処置としての脱薬を処方しますと、結果は1週間で出ます。ただし急性断薬には悪性症候群の危険があるので、そこが難しいです。

村上：緊急処置には勇気がいると思いますね。私の今までの症例ですと、慌てて次から次へ重ねたり、入れ換えたり、と振り回されてしまって、とにかく加えていく方向で対処してしまうほうが多かったですね。それでいて、よくなったという症例はほとんど記憶にありません。

神田橋：ほとんどが、悪性症候群や嚥下性肺炎が起きて、やむなく薬をやめたらよくなった、という方たちです。そういう可能性を1週間だけ試してみることを、医療チームで提案してほしい。そしてそれを実行するためにチームを説得するには、やっぱり歴史年表が必要ですよ。

村上：そういうことは周りの協力を得ながら進めないと、なかなかうまくいきませんね。周りも不安がるし、看護師さんたちが不安がると、それにあおられると

いう部分もありますからね。だから、よっぽど理解を得てやらないと、あるいは神田橋先生のように自信をもってやらないと駄目でしょうね。

神田橋：そういうことに対しては、ほとんど理解が得られます。なぜかと言うと、大量の薬を毎朝昼晩に服ませているとき、看護師さんたちは患者さんをかわいそうだと思っているのです。
　「この人はひょっとしたら薬で悪くなっている可能性が100に1つあるかもしれないから試してみたい」と言えば、すぐに協力が得られます。

村上：同感ですね。

神田橋：医者はただ処方を書くだけですが、看護者はビーズ細工のようなこれらの薬を毎日服ませているわけです。「これは何か変じゃないかしら……」と密かに思っているんです。

村上：絶対に変ですよ。ひどい人だと、湯呑み一杯分ぐらい服んでいる人までいますからね。私たちは、薬は少ないところからはじめるように教わってきていますから、こんなに薬が必要なわけがないと感じますね。とにかく少ない量でやっていましたから。今の量の使い方は異常だと思いますよ。
　それからもうひとつ、ジプレキサとは離れるけど、症例検討会のBさん［第2章］と似たような症例で、私も口腔内の違和感を訴えている患者を診た経験があります。
　わずかな向精神薬からはじめましたが、こういった症例では全体的に副作用が出やすいですからね。わずかな量でメロメロになり、動作が鈍くなるし、涎は出るし、といったことから、ほかの老年期の絡んだ脳器質性疾患でもはじまったのではないかと思うぐらいの状態になってしまいましてね。奥さんも悲しがるので、これも仕方なしに、執拗な訴えにもかかわらず思い切って薬をやめたら、そういう症状はなくなっていき、さらに、一時的かもしれませんが、口腔内の違和感も訴えなくなってしまったんですよ[※]。
　そういう経緯で薬をやめて、主訴がなくなってしまいました。薬がどのように

※　この患者も、その後現在に至るまで口腔内の体感異常は訴えていない。

作用したのかはわかりませんがね。今は、不眠時のベンザリン5mgだけで済んでいます。

症例検討会のBさんのケースでは、アモキサンを使っていましたね。使っているままではなくて、ちょっと切ってみてもいいんじゃないですか。

これは若い頃のエピソードなんですが、パート先でのある日の雑談で、私を「名医」だと思ったという話が看護師さんから出たんです。そのわけは、私がある患者の治療で、薬を減らすだけで患者をよくしたというんです。そういうこともあるんですよね。

●統合失調症発病前に使いやすい

兼本：ところで、よくあることではありませんが、統合失調症が発病する前に診た人を、発病したあとにも診ることがあります。発病する前で、いろいろな身体的な違和感などを訴えているときに発病後と同じ量のリスパダールを出しても——そのときには少量のリスパダールでしたが——副作用がたくさん出て、全然ご本人の手助けにならなくて、かえってしんどくなってしまったと言われます。

いったん発病というか、幻覚や妄想が出てしまったあとだと、たとえばリスパダールなら今度はそれがフィットして、ご本人を楽にするということがあります。このジプレキサという薬はドグマチールと似ていて、発病する前にマイルドに入れれば、患者さんがそんなにしんどがらない。発病する前の、違和感や症状が出ていないような時期に出すと使いやすいと思います。

水谷：発病前という話に興味をもちました。いわゆる中安症候群[※1]にあるような緊迫困惑気分が出てきたというときにも、ジプレキサを使いますか？

兼本：使います。

水谷：そのような症例を診ることもあるのですが、ドグマチールはあまり使わないような気がします。私はわりと早い段階でフルメジンを少量で入れてしまいます。皆さんどうでしょうか。

※1　精神科医の中安信夫氏が提唱されている「初期分裂病」。

神田橋：少量とはどれくらいですか。

水谷：0.5 mg とか 1 mg とかです。

神田橋：僕もそうですね。0.5 mg を好んで使いますね。

杉山：兼本先生の言われたのは、偽神経症性統合失調症[※2]の論文が『精神医学』[※3]に載っていたかと思いますが、あの症例でしょうか。

兼本：ええ、ジプレキサ 5 mg 程度でずっとうまくいっていて、しかし減らすと判で押したように 2 週間前後で症状が悪化します。

※2 ホックとポラチンが提唱した概念。表層的には強迫・恐怖・心気・離人などの神経症状が現れ、またつねにび慢性の不安に支配された状態。10%が統合失調症に移行するが、それ以外のものは病状を持続するとされる。
※3 兼本浩祐他「偽神経症性統合失調症再考―比較的少量の olanzapine が著効を示した 3 症例」『精神医学』47巻、993-1000 頁、2005 年

リスパダール Risperdal

一般名：リスペリドン risperidone

SDA の非定型抗精神病薬。2〜6 mg 分 2（最大 12 mg まで）。

[この薬のもつさまざまな特徴]
- 易怒や幻聴が前景に立つ症例に使用することが多い。鎮静は少ない。（橋本）
- 比較的速やかな鎮静。（杉山）
- 錐体外路症状あり。（杉山）
- なんとなくセレネースの代用品になっているが、用量制限があるので意外と使いづらい。（杉山）
- 古典的薬剤と比して、重さも出ることが少なく、バランスがとれており使用しやすい。（藤田）
- 副作用が少ない（と言われている）こと、用量と効き目が比例している印象から、とりあえず第一選択。（大槻）
- 錐体外路症状は比較的出やすい。たしかによく効くが、患者さんたちは「抑えつけられているような気がする」と言う。（小川）
- 強迫神経症や慢性期の妄想患者のように「思考のアリ地獄」にはまり込んでいる患者を救出する薬。セレネースよりかなり弱いが、抗幻覚作用が期待できる。（水谷）

[投与上心がけていること]
- ほかの非定型抗精神病薬に比べると錐体外路症状が出やすい印象。（橋本）
- 女性の場合、高プロラクチン血症による無月経あり。（杉山）
- 「焦り」・妄想気分のある患者に使いにくい。自殺や暴力に限らず、（病的な中にも）理性で抑えていた考えを実行に移してしまう。あとから本人さえも驚くことも多々ある。患者の防衛機制が脆そうなとき、行動化が心配されるときには使わない。（水谷）
- 強迫神経症をはじめ、自制心が過剰でそれに苦しんでいる病態のとき（防衛機制が過剰になっている印象のとき）、適度に抑制を解き放ち、楽にさせる。精

神療法の中で、行動変容の時期が熟したときを選んで使いたい。リスパダール＋ルボックスで重度の強迫症状が消失した自験例が2例ある。（水谷）

[他薬物との使い分け・色分けの違い]
- 自己内服経験あり（液剤1mL）。内服後眠気が生じ、その後消退したが、吐気を自覚した。（橋本）
- とくにパラノイアには好んで使用する。（藤田）
- 統合失調症の患者さんには第一選択。（小川）
- 感情障害の要素があるときはMARTAを選ぶ。（水谷）

●アクセルなのか、ブレーキなのか

神田橋：水谷先生の「行動変容の時期が熟した」というのは、どのような視点でみるのですか。

水谷：統合失調症の患者さんで、だいぶ回復してきたけど、仕事をするにはまだ少し早い、という時期に焦らせてしまったことがありました。
　焦らせてしまって、リスパダールはよくないと思い、フェノチアジン系やジプレキサを使いました。セレネースということはないと思うのですが。

神田橋：それは小川先生の「患者さんたちは『抑えつけられているような気がする』と言う」と矛盾するような感じがします。水谷先生の話ですとアクセルで、小川先生の話ですとブレーキですよね。

水谷：自分で書いておきながら、この薬はアクセルなのかブレーキなのか、両方あるような薬という感じがして、正直、使いにくい薬だなあ、と私は思っています。

杉山：私もリスパダールが出された当初は、躁転の可能性があるという報告がいくつかあったと記憶しています。リスパダールが一般化されるにつれて、最近ではそういう話は聞かなくなっていると思います。
　変に賦活させることがあるから避ける、水谷先生も書かれていますが、感情障

害の要素があるときには避ける、とおっしゃる先生が周りにいらっしゃいます。そのあたりは皆さんはどうでしょうか？

熊木：ここで出てきている話のずれというのは、おそらく水谷先生はセレネースと比べて、ということを意識しているのではないかと思います。それに対して小川先生は、セレネースを基本とは考えておられなくて、リスパダールからスタートをされているからだろうと思います。これは世代の問題でしょう。自分が一番慣れ親しんだ薬を基準に比較をするので、こういう話になるのだと思います。

もうひとつ、杉山先生が、リスパダールは、賦活に働くか鎮静に働くか、どちらか見当がつかないとお話をされていましたが、私も同感です。

セロトニンのからむリスパダールや、あるいはSSRI、またセディール（セロトニン作動性抗不安薬）といったような薬もそうかもしれないですが、こういった薬は使ってみなくてはわからないことがあります。神田橋先生ならわかるのかもしれませんが。

その患者さんに賦活に働くか鎮静に働くかを知るために、まずよく私がやるのは、「夜に使いなさい」と言うことです。「寝る前に使って、かえって目が覚めるときには、次の朝に使ってください」という言い方をします。そういうような薬ばかりだという印象なのですが、いかがでしょう。

そのあたりの予測のつかなさというのが、使いづらさを感じる一番大きな部分かなと個人的には思っています。

杉山：とくに用量が少量の場合は、予測がつかないことがあります。

●統合失調症の中核群では使わない

神田橋：僕は、リスパダール錠を統合失調症のメインの治療薬として使っている例はほとんどありません。ほとんどが液剤です。それも統合失調症の中核群ではないです。それにしても、ラポールが深まっていくという感じがしません。

リスパダールは液剤も錠剤も使いますけど、主に感情障害の苛立ちなどに付加薬として使います。急に悪くなった人に液剤を服ませて寝台に寝かせておいて、15分経ってもう一度診てみると楽になっています。そこで液剤を出して、錠剤も同じものがあるから出して、「この薬は楽になる」と体験との合意を得てから

使います。だけどそういう人はほとんど統合失調症ではないです。

水谷：やはり強迫にもとてもよく効く印象がありますね。それに、「パラノイアに好んで使用する」という藤田先生の意見が面白いと思いました。私も強迫や慢性期パラノイア的な人に使います。一定の枠のようなものがあって、その枠で付き合ってもめちゃくちゃな行動化はしないような、そういう枠があると使いやすいなと思います。

　急性期の妄想気分が強くなって、どのような方向に患者さんが進んでいくかわからないときには、この薬は使えないという印象をもっています。実際にパラノイアに使ったあとの感じを教えてもらいたいです。

藤田：先ほどの神田橋先生の、ラポールの変化が顕著に現れる方には使いにくいというお話につながると思うのですが、パラノイアでも人格の水準云々の変化が少ないような方に、私は好んでこの薬を使います。

　たとえば、妄想の部分だけがわりと効果的に少なくなって、その他の部分にももともと病的なところが少ないような方に対して好んで使います。ご本人の妄想部分だけに影響を与えて楽になっているのではないか、という印象をもっています。

神田橋：パラノイアと考えていいのだろうけど、治療者と患者の、あるいは患者と周辺の人との人間的な距離は遠いですね。そういったことが、水谷先生の言っている「枠」ですね。人間関係において義務を守っている人ですね。

　そしてその状態を動かさないで、中の認知の歪んでいる部分だけを選択的に動かしていくというわけです。僕はそれは賛成ですね。だから、つまらないからあまり使わないんだけど、たしかにそういうメリットがあるでしょうね。

兼本：てんかん性精神病※に対して、リスパダールはシャープに効くことが多いように思います。

　てんかん性精神病の場合、人格などはあまり関係なくて——局在症状というのでしょうか——海馬とか扁桃核とかの何かの局在症状に対してターゲットを絞っ

※　てんかんに付随して起こる精神病。主に側頭葉てんかんに伴う。

て効かせている、という感じがします。
　そうすると、ダーティな薬というか、いろいろあれこれに効く薬よりも、きれいに効く薬のほうがよいように思います。自我障害はほとんど出ないですよね。てんかん性精神病では、一級症状※はほとんど全部出ますが、作為体験は稀です。リスパダールはそういうときにはいい薬だと思います。

神田橋：すごく納得できます。

●北風がリスパダールで、太陽がルボックス

熊木：リスパダールとルボックスの併用について、水谷先生が「重度の強迫症状が消失した自験例が2例ある」と書かれています。双方を強迫症状に合わせて使うと、強化効果があっていいということです。
　同感なのですが、このあたりの薬物の2種類を比較対比して使った症例がいくつかあります。その中でひとつ象徴的な症例がありました。
　この症例は、妄想がしっかり固着しているタイプの統合失調症でした。そこでまず、リスパダールを使ってみました。しかし、リスパダールである種の思考変容が起きたことを患者さん自身が受容できなくて、結果、リスパダールを拒絶されました。そこで、この妄想を強迫症状のひとつの表現ととらえなおし、ルボックスを使ったところ、この薬物との間に、緩い雪解けのような融和関係のようなものができていきました。それから改めてリスパダールを使ってうまくいった、という症例を経験しました。
　これを、北風と太陽という比喩を挙げて説明しました。北風がリスパダールで、太陽がルボックスだという話です。
　そのような違いを私は感じているのですが、ただこの2つの薬は、それでもやはり、よく似た薬なのではないかという印象をもっています。そこで「ほかのいろいろな薬の中でも、この2つだけを取り出し、比べて論じてもいいのではないか」という思いがあるのですが、いかがでしょうか。

※　シュナイダーの一級症状のこと。①思考化声、②問答形式の幻声、③行動についてコメントする幻声、④身体への影響体験、⑤させられ感情、⑥させられ思考、⑦させられ行為、⑧被影響体験、⑨思考奪取、⑩思考伝播、⑪妄想知覚、が挙げられ、統合失調症の診断基準とされる。

水谷：このよくなった症例というのは、強迫症状があって精神病院にいらした方で、手洗いなどのひとつの項目についていろいろな強迫症状があって、それに精神病的な体験も若干あるような感じです。その人はまさに熊木先生がおっしゃったような症例でした。

　北風的なセレネースを 30 mg くらいをずっと投与していても全然よくならなくて、うんともすんとも眠気さえも出ない人だったのですけど、リスパダールに変えてみたのです。そうしたら、数 mg くらいでちょっと緩やかさが出てきて、まだもうひとつかなと思いつつルボックスを 150 mg くらいまで増やしていったら、数年来強迫症状が強く出ていて入院も長期に繰り返していたという人が、すこんと抜けて、その後はずっと落ち着いて、外来診療で可能になったという症例がありました。

　そのようなことをほかの先生に言ったら、自分もそういう症例があるとおっしゃていた先生がおりました。

熊木：今のお話と総合して一般化できるほど症例があるわけではないですが、この 2 つの薬を使うことで迷うような症例があった場合、私はルボックスを先に使うのが正解ではないかと思います。それからリスパダールを使ったほうが無難に展開するのではないか、という気がちょっとしています。

水谷：杉山先生のお話で、リスパダールの使用量が少ないと、予測がつかないこともあり危険、というお話がありましたよね。たしかに同感するところですね。

●リスパダール液剤では錐体外路症状が出ない

熊木：ところで、リスパダール液剤は私もよく使うのですが、なぜかほとんど錐体外路症状が出ません。その理由をずっと考えていました。その結果、先ほど少し申し上げたのですが、薬物の作用のスピードに関係があるのかなと思いました。

　つまり、セレネースの静脈注射でも必ずしも抗パーキンソン薬を一緒に使わなくてもいいということから、錐体外路症状は時間がかからなければ出てこないのかなと思いました。そのあたりは想像の域は出ませんけども、いかがでしょうか。

水谷：セレネース、本当にわからないですよね。総合病院で、お年寄りのせん妄に1アンプルもの分量をずっと静脈注射で使っていました。お年寄りでもともとパーキンソン症状が多少ある方であっても、それが悪くならないので、どうしてなのだろうとずっと前から思っていました。

●客観的評価と官能的評価のあわい

兼本：少し話がずれるのですが、昨日一番最初に話したのですが［17頁参照］、官能的評価というものを考えるときに、漢方のような薬は、とても官能的評価に馴染む薬だと思います。

　向精神薬の難しいところは、漢方的に使う部分と、そうではなくててんかん的に使っている——つまり、少し自分とは距離のある症状として使っているところとが二重になっていることだと思うのです。

　そこを気をつけておかないと、漢方的に使うというのは一期一会的ですよね。出会いとか、その人と薬との関係がどうなっているのかとか……。

　入口によっては、官能的評価が重要なところと、そればかりではいけないというところも、もしかしたらあるのかもしれません。向精神薬で難しいところですね。これは官能的評価を議論するときに、あらかじめ考えておいても悪くないと思うのです。

熊木：両方の側面があって、こんがらがりやすいということですよね。

兼本：そこをどのように考えていったらいいのかというのは、とても難しいし、僕もどのようにして議論していったらいいとうまく言えるわけではないのだけども、このスタンスをある程度定めないと、一般的な説得力に欠けてしまいますよね。

　ひとつは、一人ひとりの患者さんの顔がたくさんみえる中で、ある種の一般化ができるのか、ということ。一人ひとりの患者さんの顔がみえなくなるような数字にしてしまうのではなくて、経験された、患者さんの顔が一人ひとり思い浮かぶようなかたちで、その中の共通点を探っていくことが必要でしょうね。そのための方法はどうしたらいいのかなと思っています。

神田橋：動物実験で官能的評価をやるとしたら、どういう指標がありますかね、眠たがらない、とか……動物実験で、てんかんの薬が効く・効かないというのは、もう明瞭にわかりますよね。パーキンソンみたいな状態が起きますから。

兼本：そのあたりですよね。それから、うつ病のある側面に関しては動物実験で計れるかもしれませんね。

熊木：他覚的評価の問題かと思うのですが。というのは、てんかんの場合には、たとえば脳波があったりCTがあったりしますので、一般化・数値化できるデータが備わっていると思うのですが、それに対して統合失調症は依然他覚的評価ができる材料がないですよね。ですからわれわれが判断する際、やはり臨床感覚というか、そのような病態を抽出する主観的能力によらざるをえないところがどうしてもあって、そのあたりに混乱があると思います。

　どちらの場合も脳に働きかけるものではあるのですけど、どうしても官能的評価をせざるをえない。だから「官能的評価が一番正しい評価だ」とはただちに言えないのですが、ただ、こういう向精神薬の場合、現時点での病気の評価をする方法とよく似ていて、そういう薬物の評価の仕方をせざるをえないということになっているように思います。これはある程度妥当な話だとは感じているのですが、その一方で、兼本先生がおっしゃっているようにジレンマが出てくるのかな、と思います。

神田橋：兼本先生がてんかんを例に挙げられたので、てんかんについて考えてみましょう。そうすると、客観的指標で測定可能な病というのと、官能的評価が必要な精神的な病を、ひとりの患者さんが兼ねそろえているということですね。

　だからむしろ、統合失調症に近づいていくための準備として、官能的評価で何をやっているのかをみるためには、てんかんの患者さんが実はよい教科書になると思うのです。ひとりの人間が両方もっているのですから。

　「てんかんは○○で、統合失調症は△△で」と言っても、これは別々の人間で、てんかんの患者さんも精神症状があったりイライラしたりします。ひとりの患者さんが両方してくれるから、比較の対象になる。非常にたくさんの変数を比較する必要がなくなりますから。

　それで、患者さんの本質はどういうものかというのをまずおさえて、それから

もう一度、客観的指標の乏しい官能的評価に移っていくといいと思います。

統合失調症の客観的評価については、やはり臺（弘）先生の簡易テストですね。あれはかなり客観的評価でしょう。物差し落下テストとか、皆さんあまり使われないですが、あれは実にすばらしいです。

臺先生は、数量化の鬼みたいな方で、最近は臨床をやっておられて、発明された乱数表を使い、それをちゃんと脳の機能とマッチングさせておられます。一番簡単な物差しのテストというのは、患者さんの手の位置に物差しのゼロをもってきまして「落とすからパッとつかまえなさいね」と言って、パッと落としてパッとつかまえて、何cmと測るわけですね。そうするとちゃんと数値が出てきます。その数値がこんなに長かったので運動系の反応が悪いから、「あなた運転したらいかん」「この長さが半分になったら運転していいよ」と言うと非常に説得力があるんです。

熊木： 同じ数値化でも、PANSS[※1]の数値化とちょっと違うのですね。

神田橋： そうですねえ。今バウムテスト[※2]で独自の分類を作り出して、人格の崩れ具合、統合のされ具合を統計的に出されています。臺先生は御年90歳くらいでしょ。

●官能的評価はどのように運用されるべきか

兼本： 熊木先生が先ほど「リスパダールとルボックスはよく似た薬なのでは」と言われましたよね［112頁参照］。それは、漢方的な考えというか、西洋薬をふつうに考えるような道筋とは違う発想だと思うのです。

違う道筋の発想をしているということを少し説明しておいたほうがわかりやすいのかなと、今先生の話を聞きながら思ったのですが。

熊木： この2つの薬が似ているという話は、通常あらかじめカテゴライズされ

※1　Positive and Negative Syndrome Scale：陽性・陰性症状評価尺度。治療者の客観評価で、統合失調症患者の病態を数値化するもの。
※2　「実のなる木を描いてください」という指示で木の絵を描いてもらって、その結果で人格の統合水準を判定する心理テスト。

ているものとは、まったく違う破格なもののとらえ方をしているというところがあります。これは臨床の、実際患者さんに使ってみた体験から抽出したものであって、理屈が先にあるものではありません。だから、なぜ似ているのかということについて、あとづけで理由がつく場合もあれば、つかない場合もあるのですね。

水谷：一般の内科の医学に比べて、精神科の薬の分類は、客観的なものとしても、なんだかあらっぽいな、という気が前々からしておりました。
　内科の糖尿病の治療薬と言っても、いろいろな機序の薬があって分かれていますし、高血圧にしても分かれているのですけど、統合失調症治療薬というと、統合失調症にもいろいろな時期があるにもかかわらず、ボンとまとめて、「あとは現場で適当に使いなさい」というようなあらっぽさがあるな、と前々から思っていました。

神田橋：もともと統合失調症というのは、いく種類の病気かわからないですからね（笑）。いく種類かを一応集めているだけのことで。

兼本：西洋薬というのは、基本的には症状をターゲットにして作られた薬で、開発するにあたって固い方向性がまず最初にありますよね。
　それを崩して漢方的に使うわけだから、もともと使い方が違うのだということにある程度自覚的である必要があるように思います。

熊木：先生がおっしゃることはわかるのですが、そもそも官能的評価という挑発的な問題提起というのは、あらかじめ決められた疾患カテゴリーに対して「こういうふうな薬を使うべし」という道筋に対して、いちいち疑念を呈するのが当たり前だと思うのですね。
　たとえば、突拍子がないかもしれないですが、「ルボックスとリスパダールはよく似た薬だ」というような、ある種挑発的な物言いというのは、皆の頭の中をかき混ぜる意味でも大事だと私は思っていて、それが正しいか正しくないかはともかく、その重要性というのは感化力があるかどうかに尽きると思うのです。

兼本：そのときに、西洋医学に合わせて統合失調症というくくりを認めて、この

組み合わせで薬を使う、という意味ではないことを確認しておく必要があると思います。漢方では、それぞれの患者さんの体質や状況に応じて、一期一会的にそれに相応しい投薬が決められるわけですが、そもそも西洋的な疾患概念とは異なっています。

熊木：一般の統合失調症治療薬という、先ほど水谷先生が言われた、乱暴な、あらっぽいくくりというものに対しては、私も同感で「そんなこと誰が決めたんや」という感じです。

　製薬をされる側の思惑として、「こういう症状に効くものを作ろう」として作った結果出てきたのかもしれませんが、薬剤の個性というかプロファイルは、もはや製薬メーカーの手を離れたところで、健康保険で適用できるかどうかはともかくとして、やはりこれは、治療者と患者に帰せられるものだと思います。

　統合失調症というカテゴリー自体も、曖昧模糊として非常に難しいということもありますが、つまるところ、人間の病態「構造」、存在「構造」みたいなものですね。

　そのようなものに対して、力動的に働く、時間やタイミングなどを踏まえて、一番適切なところで適切な薬を使うという、言ってみれば当たり前なことをするのに、もともとある常識を外さなければならないと思っているのです。

　統合失調症の薬というくくりで、ジプレキサにしてもリスパダールにしても、われわれがそれを与えられたときに、すでにものすごく洗脳を受けてしまっていることが、少なからずあるのではないかと思います。「判断を誤らされている」とまでは言いませんが、いろいろな判断を凍結させられてしまっている部分があるのではないかと思うのです。

　ちょっと話が違う方向にずれてしまったかもしれません。

兼本：僕が強く思うのは、官能的評価をやるためには、先輩というものが必要だ、ということです。何人かの先輩や同僚、いろいろな人がいる必要があります。そういった環境の中で自分の官能的評価を鍛えていくことが必要だと思います。

熊木：おっしゃる通りだと思いますし、実際にこのワークショップの意義も、まずそこにあると思うのですね。

私がもし独善的に自分が言い放ったことについて自負があり、疑問視していなければ、ここにいちいち「どうでしょうか」と皆さんにお伺いを立てる必要はまったくないと思います。でもそういうことをしたら、非常に弊害が大きいし、歪むと思うので、当然このような場で批評を請うかたちでやるべきだと思っています。これは日頃の臨床の中でも必ずやられるべきことだと思っているし、それは同感です。

●僕の「りんご」とあなたの「りんご」はどう違うか

神田橋：漢方の世界のことが今の議論の参考になるでしょう。漢方は、同じ風邪なら風邪で、同じ方剤を使うわけではありません。たとえばうつ病でもそれは同じです。ひとりの患者さんに同じ方剤を続けるわけでもなくて、ステージによって使い分けていきます。ステージを決めるのは何かといったら、シンプトム（症状）だけではなくて、サインですよね。だからシンプトムとサインによって構成されたものを、漢方では「証」と呼びます。

　今日の精神医学の貧困化の最たる原因は、シンプトムとサインによって作られる精神医学がもっていた「証」と同じものが、DSMに代表される客観的な評価によって無視されて、非常に単純な症候論になっていることだと思うのです。

　精神病理学はいろいろなことを言ってきて思弁に走りすぎたので、もう一度症候学のところに戻ることによって、このような薬物の官能的評価に寄与しうるはずなんですよ。

　リスパダールとルボックスの併用が効くということについては、熊木先生も兼本先生もあるステージを言っておられるわけですね。このステージにおいて効くのだと。ひとつの治癒プロセスや改善のプロセスの、この時点での「証」が記述されることが、官能的評価になるわけです。それを作るための症候学が失われてしまっている。

　原田憲一先生が症候学をもう一度復活させようと言って、講義をなさっています。原田先生に「早く本を書いて」って僕は毎年はがきを出しているのですが、なかなか出してくださらないです[※1]。意識障害について、先生が「意識障害の症候学」[※2]を完成されたのですが、すべての精神疾患をカバーする症候学を作って

※1　2008年に『精神症状の把握と理解』として中山書店より刊行された。
※2　『意識障害を診わける』診療新社、1980年（改訂版、1997年）

ほしいと思っているのです。

　今や全然患者さんを見ないんですよね。チェックリストでやっていったら、患者さんが見えませんものね。あれは困ったことです。

　ひとつのまとまりになっている状態像、それが移り変わっていくということが、今の若い精神科医のトレーニングの中から消えているわけです。チェックリストではなくて、兼本先生がおっしゃったように、先輩のそばにいれば、ぼんやりとしたかたちではあるけれども、輪郭定かではないけれども、「ああ、こういう感じのときにこうなんだ」「こういうことをいうのだ」というのは自然に身についていくものです。もちろん、それが一番本物です。輪郭がはっきりした、というのは嘘ですわな。嘘だけど、かなり上質の嘘です。

　今みたいに、ひとつの物差しでチェックリストで測れるようにしたら、ひどい貧困化ですよね。ともかく患者さんは治らなくなりました。治せない精神医学になりました。むちゃくちゃです。

兼本：ものをどうやって認識するかという問題があると思うのですよね。

　子どもが「りんご」が「りんご」であるとわかるのは、「りんご」は果物で赤くて甘くて……という定義をいくつか集めて「りんご」というのがわかるわけではないですよね。

　定義にあてはまるかあてはまらないか、チェックリストをいくら重ねても、われわれの「りんご」にはたどり着かない。われわれの「りんご」はどのように生じてきたかというと、たとえばお母さんが買ってきてくれた「りんご」をひとつ食べて、これが「りんご」だと知る。その「りんご」が歪んでいて、中心「りんご」から非常に離れた「りんご」かもしれないけど、でももうひとつ「りんご」がやってきて、自分の中のプロトタイプというか、いくつかの「りんご」の典型みたいなものができる。それがたくさん重なっていくうちに、皆の「りんご」と近くなる場合もあるでしょう。でもきっと熊木先生と僕の「りんご」は同じではないですよね。

　熊木先生には熊木先生の生き方の道筋とかいろいろなものがあって、先生の「りんご」ができているし、僕には僕の「りんご」がある。

　いろいろ重なり合っているから、議論していくうちに、先生の「りんご」と僕の「りんご」はこんなふうに違うのだ、でもこれはきっと似たものだよねってわかるのです。

この、ルボックスとリスパダールの話が典型だと僕は思うので、そこをしつこく言っているのですが。先生には先生の、心の中の、経験の中の道筋で、このような体験があって……という認識の仕方ですよね。だから漢方の認識の仕方もきっとそのようなわかり方じゃないかと思うのですけど。

神田橋：はい。それで、弁証というのがありますよね。弁証して、「証」を作るために、いろいろなサインを集めます。弁証して、そしてその通りにやる――これはだいたい初心者から中堅のあたりですよ。
　老中医とか漢方の僕の師匠になると、「弁証をして、○○の処方になる」というのはあるのですが、「だけど僕はこうしないのよね。この人には経験的にこれが効くんじゃ」とか言って処方をすることがあります。それは、上海中医学院に行った人の話を聞いてもそうなのです。
　中国漢方というのは、ばっちりきれいな弁証の方法論として、八綱弁証、臓器弁証があります。それで結論を出して、陪席している先生や日本から行っている留学生に、「弁証ではこうなるのだ。だけど僕は使わないが」と、別の処方を出すことがあるそうです。
　それは先ほどの「りんご」の話と一緒で、弁証というのは、複雑に構成された定義を集めて作られていて、だいたいいい線にいくのだけど、いまひとつ違うのです。言うに言われない「もう昔からこういう人にはこれが効くんじゃ」という感覚があるんです。

兼本：「りんご」をたくさん知らない人は、「りんご」の定義通りにやったほうが当たり外れが少ないですよね。無数の「りんご」をいっぱい知っていると、定義の通りにやったほうが下手になる。そこの難しさですよね。

神田橋：集まって議論するのは、なんとか定義に近いものが、皆のコンセンサスが出るといいなという目的があるんですね。

●官能的評価で医師と患者のイメージを擦り合わせる

橋本：定義といえば、インターネットで笑えない書き込みを見たことがありました。調子を崩した人が、最初にまず本屋さんでチェックリストのようなものが書

いてある本を見て、「どうもそれにあてはまる」ということで、どこかのクリニックを受診したら、そのチェックリスト通りに「あなた、○○ですね」と診察をされたので、「なんだ、それじゃあ医者に行く必要ないじゃないか」と言ってそこに行くのをやめた、という話がありました。

神田橋：どうしてその医者が駄目だと思ったんだろうね。本と意見が一致するから、ピッタリ、ばっちりだとは思わなかったのかな。

橋本：その人が医者に期待していた専門性のようなものを裏切られた感じがしたのだと思います。

神田橋：それがすばらしいよな。ぴたっと一致するからよい、というふうにならないところが。人間、救いがあるわ。

橋本：コンセンサスとして出るものだけでは何かしっくりいかないものを感じたんじゃないでしょうか。
　薬の話に戻しますと、たとえば薬に対するイメージにしても、使う人によっても違うと思いますし、使う側だけではなくて、薬に対して抱く、こちらが期待しているイメージと、患者側が期待しているイメージも、またやっぱり違っているんですね。
　中井先生が薬を出すときに、「薬の作用に賛成できるように、薬を処方しなさい」というようなことを、たしか『治療の聲』という雑誌に書いていたと思うのですけど。

神田橋：ん？　賛成？

橋本：薬の作用というか、薬を服むことに賛成できるように、戦わないように、という話でした。たぶんそれは、こちらが何か期待するイメージと、患者側が期待するイメージを近づけるということでもあるのかなと思いました。
　薬の作用というのは、薬理学的説明として「この薬はこういう作用がありますよ」というもののほかに、たとえば服む人がもつイメージ、ひょっとしたら出す人がもつイメージすらもそこに関与してくる可能性があるのかなと考えることが

あります。

神田橋：官能的評価という考え方やスタンスは、今の「イメージの擦り合わせ」に役に立ちますよね。

　「だいたいこれは眠くなるわね」「眠くなった？」とか「口渇く人多いんじゃが、あんたも口渇くかい？」とか言うと、「ああそうか」と応じて、官能的な評価というものがもつ、薬物療法の世界におけるふたりだけの共通言語ができてくるということはあるかもしれないねえ。

●官能的評価はまず診断体系を基盤とすべき

杉山：今たまたま、リスパダールとルボックスの併用が例に挙がっていますが、これは統合失調症のある時期にこういった処方をしたという例なのですか？

水谷：DSMでいったら強迫神経症としか診断されないような方じゃないかと思います。

　DSMで診断した前主治医は、これは強迫神経症だと言われていました。でも同じ病院で働く先輩の先生方の話を聞くと、「あれは強迫神経症だけど、やっぱりちょっと統合失調症っぽいな」といった話があって、その見分けにくい症状が今のいろんな行動などに関係しているように思うのですよね。

　「りんご」なら「りんご」という分類が先ほどありましたけど、たとえば"統合失調症よりの強迫神経症"といったものを言葉や分類でどういうふうにひとつの単位としていくのかというのが、今問題になっているのかなと思います。自分の中でもなかなか整理できていないところです。

杉山：そうですね。今これをお聞きしたのは、強迫性障害でしたら、当然ルボックスを主剤にして、メジャートランキライザーを併用するという選択肢があると思うのですね。また、統合失調症でもメジャートランキライザーを主剤にして、付加的に抗うつ薬を使用するということもありうると思います。

　ただ、たとえばうつ病の場合、当然ルボックスを主剤にします。リスパダールとルボックスが同じような印象があるという理由でリスパダールを主剤にするということは、常識的にはやはり考えにくいことだと思うのですね。

ですので、やっぱり基本的に私たちが教育されている診断体系、疾病分類学というものが存在して、そういった枠の中で、「こういった状態像にこの薬が使える場合もあるよ」というような、診断と主観的な薬の使い心地というものの擦り合わせをしていって、ちょっと個別的な状態像もしっかり補足した話をしていったほうがいいのではないでしょうか。いきなり薬を一般化して、「○○と△△が似ているから××だ」というのはちょっと乱暴なのかな、というふうには思います。

神田橋：統合失調症になっておけば、うつ病の診断をされることにはならないんだ。統合失調症の人がうつ病になることはないでしょう？

杉山：そうですね。たとえば、精神病性抑うつなどは別として。

神田橋：それは、統合失調症の部分症状でしょ。糖尿病と高血圧とかにはあるのにねえ、「あの人は統合失調症でうつ病で神経症だ」とはならないんだよねえ。
　だから、精神科の疾患というのは、ひとつになっておけばほかの疾患は予防されるというすばらしい世界で、何かになっておくことは予防法なの。統合失調症になると神経症は治るの。昔から「これはなんて面白い世界だろう」と思ってね。それが今の杉山先生の提案に対するひとつの絡み方だ。

●官能的評価の感化力

熊木：兼本先生からご提起を受けて、官能的評価の問題の仕方がずっと話題になっているのですが、先に官能的評価ですぐれたものはどんなものがあるのかということに触れました［14-15頁参照］。その中で、同調性の高いものと、感化力がすぐれているものと、2つを分けています。
　同調性が高いものというのはすなわち、各々の臨床家がもつ最大公約数的な薬物に対するイメージですね。皆が出してきて、その中でコンセンサス的な部分を煮詰まらせていくという作業ができるような材料が、同調性の高いものだと思うのですね。これは突飛なものはないのだけども、「言い得て妙」というものを指しています。
　それに対して、感化力がすぐれているものとは、今まで各々がもっている非常

に常識的なイマジネーションを逸脱するような、かつ非常にインパクトが強いものを指して言っています。こういう問題提起は、オーソドックスではないと思うのですが、やはり必要だと思います。

　順序としては、同調性の高いものをまず出して、それから感化力がすぐれているものにチャレンジするということが言えるので、私の言い方が勇み足だったのかなと思いますけれども、いずれもぜひやってほしいと思うのですね。

兼本：すごくよくわかります。だけど、感化力というときに、たとえば「目から鱗」ということがありますよね。「自分は気がつかなかったけど、そう言われればそうかもしれない」という。そうすると、今の同調性とどういうふうに関係するのかわからないけれど、実際にやっていることではなくても、われわれの想像の及ぶ範囲がそれぞれ人によって異なるのが難しいところですね。

　自分は気がつかなかったけれども、「ああそうだ」と思えるのは、自分の体験の中で想像の及ぶ範囲だと思うのですよ。想像が及ばない範囲だと、それはとってもいいことでも、そこまでいくにはいくつかの段階があって、いっぺんには到達できないということがきっとあると思うのですよね。

　そうすると、実際には何年か経ったらそこまでたどり着くことができるかもしれない。そのたどり着いたときに、感化力というのがどういうことなのかがわかるでしょう。「最大公約数のようなものではなくて、自分は今まで気がつかなかったことだが、ああそうなんだ、自分の体験の中でもそれを一度やってみようか」と思わせてくれるのが感化力なんでしょうね。

　ルールは大事なんだろうと思います。それはきっと、綱渡りをするときの、落ちてもそれ以上落ちないというセーフティネットだと思います。理屈というのは、飛んだり跳ねたりしてもそれ以上落ちないぞっていうセーフティネットだと思うのですね。でも、絶対落ちない人には必要ないですよね。

　感化力というのが、どういうところまでいくのか。単純に感化力を人に伝えるには、ちょっと先くらいじゃないと駄目でしょうね。3歩くらい先に行かれちゃうと感化されないから。感化というのを、先生がどういう意味でおっしゃっているのかにもよりますが。

熊木：感化力というのは、各々の感度によって感ぜられるかどうかということ、まさにその通りだと思います。ある言葉が、ある人には響いてもある人には響か

ないということは、これは薬の話だけではなくて、ままあることだと思います。
　ですから、あまり飛んだり跳ねたりを先にするよりは、まず地固めをする必要があろうとは思います。

神田橋：感化力はねえ、危険な誘惑なんですよ。何かが固まってないと、誘惑ばっかりあったってカオスができるだけですから、熊木先生のおっしゃる通りなんです。
　官能的評価というものも、感化力が中心になっているものだと僕は思うのです。それは現状があまりに硬直化がひどいから、それを崩すという意味がありますね。
　しかしもはや今、これだけこうやって集まってやっているのだから、感化力というものを中心にした、ひとつのシステムのごときものができてもいいのですよね。できればまたそれも遠からず硬直化しますが。
　ただ、官能的評価というものが硬直化してもいいのは、官能というものはつねに感化的であり誘惑的であり反体制的だからいいんじゃないかなあと僕は思います。それでとても好きなんだね、この官能的評価という、その言葉の響きが。あなたは官能的評価から外れているから除名する、とかいうように排他的にはならないと思うんだよなあ（笑）。
　「お前は変わり者だねえ」というくらいで、官能的評価の仲間に入れておけるような、そういうルースな体制にしかならないだろうという安心感がありますね。

セロクエル Seroquel

一般名：フルマ酸クエチアピン quetiapine fumarate

SDA の非定型抗精神病薬。75〜600 mg 分 2〜3。

[この薬のもつさまざまな特徴]
- マイルドな鎮静。（杉山）
- 鋭利さはない。（杉山）
- はっきりとした効果が出た経験が少ないが、その代わり副作用も少ないと感じる。（藤田）
- ジプレキサと同じような感じ。（大槻）
- 25 mg 錠という小さい剤形があり、（使っていいのか議論されているが）認知症やせん妄の際に使いやすい。（大槻）
- 錐体外路症状が少ないが、あまり効かない。（小川）
- ジプレキサに似るが、抗幻覚作用が弱い。そもそもこちらも「抗幻覚」を期待していない。「統合失調症」の治療薬として認可されているのが不思議なくらい。統合失調症の患者では、弱い眠気が生じて軽いせん妄様の意識状態が続く症例が多かった。（水谷）
- ジプレキサがあればこの薬はいらないとも思えるが、錐体外路症状がほとんどないのでパーキンソン病の患者の薬剤性幻覚に使いやすいし、ジプレキサ同様、感情障害の焦燥症状の緩和に使うときに 25 mg 錠という低容量の剤形は使いやすい。（水谷）

[投与上心がけていること]
- ジプレキサに同じ。ただ、こちらは用量を増やしても鎮静作用が期待できない。（水谷）

[他薬物との使い分け・色分けの違い]
- コントミンに似ている。（杉山）
- 使用経験が少ないため、評価できない。（橋本）
- ほかのものでは副作用が出てしまう際には、使用量の幅（レンジ）も広いとい

うこともあり使ってみたいと思う。(藤田)
・リスパダール、ジプレキサの効果がないときの選択肢。(小川)
・高齢者によく使う。(小川)
・ジプレキサに同じ。ただし、起立性低血圧が起きやすい。(水谷)

●レセプターについたら即離れる

水谷：ここに少し書いたのですが、軽い眠気が出るくらいで、増やしていっても、患者さんは水のように服まれていて、何の変化も現れません。
　統合失調症の患者さんで、弱い眠気が出て、日中に軽いせん妄のような状態が続く症例があって、なんか気の毒だなあと思っていたんですね。統合失調症の方は、覚醒度を無理に下げてしまうとかえって不安になってしまうので、ちょっと使いにくい薬だなあと思いました。

神田橋：これは、製薬会社はアステラスね。たしかね、僕はアステラスの人が来ると、いつも「そのうちセロクエルは感情障害の薬に書き変わるよ」と言って、いやがられています（笑）。「そんなことありません、統合失調症に効きます」「そんなん、効きゃあせん」ってやりとりがあります。だけど僕は、感情障害には非常にいい薬だと思ってます。

熊木：私もそうですね。これは伝え聞いたことなんですが、セロクエルには独特の作用があるというのです。どういう意味かというと、レセプター（神経伝達物質の受容体）に対してのバインディングが非常にマイルドだと。

神田橋：すぐひっついて、すぐ離れるのね。

熊木：そうですね。セロクエルにはついたらすぐ離れるという、ちょっとした特異性があります。ほかの薬は神経遮断薬と言われるにふさわしいような、バインディングしたらなかなか離れないという特性があります。そのマイルドさが、たぶん先ほど神田橋先生が言われたように、感情調整的な部分での働きに近いのかなという感じがあります。そういう意味で、使いようはあるのかな、と個人的に

は思うんですね。

● 「薬が効いている感じがしないからいい」

神田橋：維持薬としての位置づけは、あると思うんです。統合失調症の、ほぼ寛解期、あるいは不完全寛解期と言われる人たちの維持薬として使います。つまりそれは、感情レベルでの揺れが再発の引き金になる、という意味で効いているのではないかと思います。

　それと、寝る前に100 mgくらい服ませておくというのは生活を妨げないですよね。その点では、僕は評価します。双極性障害の手こずる人が、何しろあちこちから来ますので、ほとんどセロクエルを使います。

　だから、アステラスの人に「いいよー」と褒めるんだけど、いやみたいなんです。どうしてかというと、ひとつは感情障害の付加薬として使うときは、最高200 mg、通常は50 mgですよね。アステラスの人は、700 mgくらいまで統合失調症の人に使ってほしいって言います。「そんなに使えん、使っても同じじゃ」とか言って、たくさん使ったことはありません。どうなんでしょうか。

　もうひとつは、中安（信夫）先生が福岡で講演したときに、「中安症候群にセロクエルを使うと家庭内暴力が起こりやすい」と言ってました。はじめは副作用もなくて、患者も喜ぶから、よく使っていたんですって。ドグマチールからフルメジンを使っていた時代があって、そして、セロクエルが出て、いいと感じて使っていたら、どうも家庭内暴力を誘発する気がするので、もう今はやめたと言っていましたよ。

　だけどいい薬ですよね。統合失調症に使わないだけで、僕は大好きなんです。昔、代わりにコントミンやピーゼットシーを使っていました。

熊木：コントミンやピーゼットシーと比べると、どういうふうに官能的評価が違いますでしょうか。

神田橋：まず患者さんがいやがらないですね。副作用の問題があるんでしょう。ふつう「何か薬が効いているという感じがしていやだ」と言うんですね。それがセロクエルだと「薬が効いている感じがしないからいい」と言います。

熊木：たしかに眠いとは言うんですね。実際に眠いんだけど、重いとはあまり言わないです。

神田橋：言わないですねえ。そうそう、ほかの薬では身体が重くなると言うんですね。

熊木：これもあくまで官能的ですけど、テトラミドの眠気と似ているかなと、思うことがありますね。テトラミドも眠いんですけども、あれも重いとか抑えつけられる感じがないと言いますね。人によっては、「今までこんなに気持ちのいい眠りを覚えたことはない」と言う人がいますが、そういう感じの眠気に近いかなって思います。

神田橋：そう、似てますね。

●せん妄・認知症にどの薬を用いるか

水谷：統合失調症の人で、せん妄らしきものが昼間に出て、活動性だけは結構保たれて、妙な眠気だけがある、という症例がありました。幻覚が再発しているのかなと思い、聞いてみると、実は意識障害があってせん妄が起きているということがわかりました。

熊木：鎮静が弱いからじゃないでしょうかね。

神田橋：僕は、昼間は使わないな。

杉山：そうしますと、認知症やせん妄の場合の使用に関して、皆さんどのようにされていますか？

神田橋：僕はせん妄には使わないですねえ。全然使ったことはないです。

熊木：せん妄に効く薬としてグラマリールなどがありますが、この際ここでお話しておこうと思います。皆さんがせん妄や認知症に使うのにふさわしいと思う薬

を挙げていただけますでしょうか。

神田橋：うちの病院には老人の患者さんがたくさんいますが、第一選択薬は、寝る前にプロピタン 25 mg です。リスパダール液を好む先生がいるけど、やっぱりパーキンソニズムのことを考えて、僕は使いません。抑肝散加陳皮半夏※1がいいですよ。それから寝たきりの老人の場合は、眠れないときに、酸棗仁湯※2を2包まとめて服ませます。昼間ではなく、夜服んでもらうのがいいと思います。だけどまあ、だいたいはプロピタン 25 mg。25 mg はうちにないものですから、50 mg を包丁で切って作ってます。

　ほかの先生方、何を使われますか？　一時、セロクエルもいいと思って使ったことがあるんだけど、眠るのは眠るけど、せん妄にあんまり効かないような気がするのでやめてしまいました。

　あ、ああいう人に使うな……老人で、認知症があって、雑多な訴えをして、看護師さんが参ってしまう人がいます。「独身？　若い？」とか「家に電話させろ」とかしょっちゅうなんだかんだ言ってくるものだから、看護師さんたちが参ってしまっていました。その患者さんにセロクエルを寝る前に 25 mg 服んでもらうと、だいぶいろんなことを言わなくなりました。どうしてなんでしょうね、気分がよくなるんですかね。

水谷：「寂しい」という感じが強い人には、ルジオミールを出します。それは私が考えたのではなくて、どなたか老年精神医学の先輩の先生が言われていました。

神田橋：僕は老人にルジオミールを出すのは大好きです。老人に出すのは、ルジオミールとデジレルとテトラミドですね。お年寄りの抑うつ状態は、安全性を考えて、第一選択薬はほとんどデジレルですね。

　デジレルは、賦活作用がなくて気分がよくなるだけでしょうがない薬だから、抗うつ薬としては使い物にならないのだけど、ただ憂うつとか寂しいとかいうようなうつ気分だけの人に使うと、賦活しないからいいなあと思って使います。

　ルジオミールもいいですよね。ルジオミールが効く人のほうがもうちょっと本当にうつという感じですかね。

※1　漢方薬。虚弱な体質で神経がたかぶるタイプの、神経症、不眠症、小児夜泣きに有効。
※2　漢方薬。心身が疲れ弱って眠れないものに有効。

デジレルは、「憂うつって言ってるけど、憂うつって言ってるだけじゃ」と思える人に使うと、副作用がありませんのでご機嫌がよくなってくれます。

小川：私はグラマリールを使います。まあ、せん妄でしたらセレネースなどを使うと教えられてきたのですけど、セレネースは錐体外路症状が出て転倒されるお年寄りが結構いて、それが恐怖感のような感じになっていました。
　グラマリールを使い出したら、意外と効いているな、という印象があったので、今はグラマリールを中心に処方しています。

杉山：グラマリールの容量は 150 mg くらいまで使われますか？

小川：使う人には 150 mg まで使ったこともありますけど、今のところだいたい寝る前に 50 mg で、それ以上増やす必要はない例が多いです。

杉山：じゃあ、その場合はとくにパーキンソン症状が出ることもほとんどないですか？

小川：今のところ、私は経験していません。

● **内科からきたせん妄患者に対して**

神田橋：よそからせん妄で送られてくる、内科から来た認知症の患者さんにとって、一番いい治療はまず薬を抜くことです。よそから送られてくる患者さんは、ほとんど薬によるせん妄ですね。もう頻度は断然多いですね。
　グラマリールを投与する前に、胃薬とかなんとか服んでいる薬を抜くことですね。ガスターで起こってるせん妄もいくらでもありますから。こういった末梢神経系に作用する薬は、必ずせん妄を起こしますからね。痛み止めもせん妄を起こすでしょう。
　昔、村上先生と僕くらいしか知らない、ロートエキスせん妄というのがありましたよね。ロートエキスという薬は、今はもう使わないけど、胃潰瘍に使っていた薬です。ロートエキスのせん妄には、必ず散瞳と便秘があります。対応はロートエキスが入っている製剤を抜くと昔習ったことがあります。簡単に言えばアト

ロピン精神病（アトロピンが引き起こす精神病）です。まず、内科の薬を抜かなくてはいけません。治療薬の本を見るとせん妄と書いてありますから、見当をつけて抜くとおさまりますね。

　かわいそうなもんですよね。死ぬ前になって、薬で病気を作られても、化けて出ることもないと思うんです。化けて出るためには、本人が認知してなくてはいけないでしょ。化けても出られないような恨みはどこに行くか。恨みもない。かわいそうなだけだと思います。

　だから、グラマリールより前に、まず身体的検索と……誰かが書いてたなあ。せん妄が起こったら、老人にはまず胸写をとらんといかんですな。肺炎によるせん妄がありますから。

　やっぱり、まず快食・快眠・快便ということを考えるといいでしょう。浣腸してとれるせん妄もありますから。せん妄は、ほとんど心理的なものではなく、身体の病気ですね。脳というより身体の病気ですから、それをさらに抑え込んでしまったら、ほとんど末期医療のようになります。いかんと思いますね。

　最近来なくなったけど、マニー（躁病）の先生がおられてね。老人病院にいらしたんですが、「僕は痴呆（認知症）の治療は名人ですよ」とおっしゃってました。マニーの人だから。「どんなんするの？」と言ったら、「ともかく来た患者さんの薬を全部抜くんですよ。そうすると、たいてい痴呆が治ります」「全部一応抜いてね、それからもう一度はじめから入れていくようにすると、たいていの痴呆は治ります」と言っていました。

　老人専門の病院のお医者さんがそういう経験を話すくらい、薬によって作られた精神症状は老人に多いと思います。ともかくどんな薬でもせん妄を起こします。馬も怒るくらい服ませていますからね。

熊木：私も以前、実際に総合病院で働いたことがあります。今回総合病院の先生が多いですけども、せん妄を止めてくれという依頼が他科からきます。これは全体の何割も占めていると思うんですね。

　それくらい、リエゾンの中では、せん妄を止めることには中心的な意味があるように思います。その中には、今言われたガスターや、ステロイドや抗がん剤のような身体的治療の中心的な役目を果たすような薬もあり、なかなか抜きづらいですね。

　せん妄は精神科で対処すべきというのは、本当は妥当でない気がします。先ほ

ど言われたように、精神症状ではなくて、神経症状の一種ではないかな、と考えるからです。

　ただ、不安が強く制御しにくい行動を起こす患者さんについては、おしなべて精神科に回すしきたりがあるので、診ざるをえないという事情もあります。その場合に、リエゾンをやっていて、いつもかけられるプレッシャーは、「ともかく大人しくさせてくれ」という要請です。「大人しくさせる」というのは、あまりいい言い方ではないのだけど、「そうしないと内科的な治療ができない」と言われると、まあ仕方がないので、結局対処することになります。

　そうすると、マイルドな薬を使うのが患者さんにとっていいのは間違いないし、内科の薬を抜けるなら当然それもいいのですが、どうしてもそういうことができなければ、確実に動きを止めることが強く要求されます。その場合にいろいろ使ってみて、確実に動きが止まる薬が、このセレネースだったんですね。これは重たいし、患者さんも気の毒だと思うので、使いたくないんだけども、使わざるをえなかったということがあります。そうでないと、「なんでちゃんと止められないんだ、精神科医たるものが」と非難され、信頼を失ってしまう。このようなジレンマを抱えていたことがあります。

水谷：そういうときに、精神科医が入って、生命を優先するのか、それとも何を優先するのかと他科のドクターと議論していくことには、とても意味があるなあと思いますね。

　あまりにも生命優先で、「病状、現疾患が悪くならないように、ステロイドは抜けません」「じゃあ何日生きられるんでしょうか」という話をしていくと、疲れるんですけどね。セレネースだけのほうが、よほど楽なんですけど、なるべく安易に妥協しないようにしたいなというふうに思っています。

● コンサルテーション・リエゾンの実際

神田橋：セレネースを出して鎮静すれば、リエゾンではないんですよ。本当は相互乗り入れて、患者さんの医療関係が変化するようでなければ、リエゾンじゃないですよねえ。自動販売機みたいなもんですねえ。

　僕はリエゾンでは、夜間せん妄の人であれば、「電気を一晩中つけておけませんか」「テレビをシャーシャー（砂嵐）でもいいから、ずっとつけておけません

か」というようなことからやっていましたね。今、ラジオも夜中じゅう何か番組をやっていますからね。一言言えばいい場合もあります。

水谷：若い頃はやりづらかったですね。そういう要求に応えなきゃいけない一方、「先生は経験がないから決められないですね」と納得してもらいにくい。今だったら10年以上やってきてますので、「こういう場合は環境調整のほうがいいですよ」と言うと、とりあえず納得してくれるところがあります。

神田橋：やっぱり、他科の先生たちが、とくに看護師さんたちが楽になるようにしなくてはいかんですし……まあ、腕の見せ所ですな。
　僕は大学にいる頃は、リエゾンは好きでしたねえ。マニュアルがありませんからね、何かいろいろ工夫してやっていました。

熊木：リエゾン精神医療という問題提起も、実は精神科側からやってますけど、まず他科で名前が浸透していないですね。加えて、「何をやるかわからないけど、精神科医が来てくれるらしいから、まあ使ってやろう」という、ご用聞きのような感じで考えている人が多いように思います。
　まずリエゾンというもののかかわりの思想をきちっと浸透させることが、薬物療法にとっても非常に大事になっていくんだろうなと感じます。

神田橋：僕の後輩の荒木（富士夫）君が、九州厚生年金病院にいて、リエゾンをずっとやっていて、自験例だけで1冊の本[※]を書いたんですよ。すごくいい本なんだけど、もう絶版じゃないですかねえ。あまり売れなかった。なぜあれが売れないんだろうなと思ったくらい、悲しいことです。
　全部自験例で、九州厚生年金病院の精神科には入院施設がなかったから、彼はともかくリエゾンに力入れて、ご用聞きリエゾンと言って、毎日各科に「何かご用はありませんか」って聞いて回っていたんです。とてもたくさんの症例をもって、そこからピックアップして1冊本にしています。つまり、本を読んで勉強しようとする人が少ないということですな。先生も言ったように、「ともかくなんとかしてくれ」と訴えられる。救急車呼ぶのと同じ。

[※]『コンサルテーション・リエゾンの実際―患者・家族・医療スタッフの問題と対応』岩崎学術出版社、1992年

熊木：ちょっと話が外れてしまいますが、精神科医の中でも、リエゾン精神医学に誇りをもってやっている人が少ないと思うんですね。ご用聞きに出ているようなところがあって、それを専門というのもちょっとはばかられるというムードもあります。それから、リエゾン精神医療について専門的に勉強するという気もなかなか生まれてこない感じがしています。

水谷：身体科医がせん妄で精神科医を呼ぶとき、なんだか警備員を呼ぶかのような感じがするときがあります（笑）。

神田橋：石川元先生のところは、リエゾンを専門にやっているんですね。精神科とは別に医学心理学講座というのがあって、たしか自分のところにベッドをもたないんですよね。患者さんをどのように診るかといえば、外来と、それから各科でリエゾン主治医としてペアで診ていく。それでかなり浸透していると思いますね。香川医科大学のひとつの見識ですね。

　自分のところにベッドはなし、講座があって、教授・助教授がいて……リエゾンを本格的にやっているのはあそこだけでしょうね。

●セロクエル 25 mg 錠の使い方

熊木：セロクエルにちょっと戻ってみようと思います。ここに挙がっている 25 mg 錠の活用法について、おふたりが触れられています。25 mg 錠はたしかに一番小さい単位で、なぜか存在するんですね。コントミンとの類比も、先ほどから言われてますけども、私自身、コントミンを大量に、まあだいたい 100 mg から 300〜400 mg くらいまで使う症例もあれば、一方で 12.5 mg とか、あるいはその半分を非常に多用する症例があります。

　おそらくこのスペクトラムはまったく違うものだと思いますが、このあたりについて、どういうご意見をおもちか、聞かせていただけますでしょうか。

神田橋：僕は、25 mg 錠を使うことのほうがずっと多いです。25 mg 錠を、1 錠、2 錠、3 錠くらいまで使うことのほうが多いと思いますね。

　それから、僕は感情障害の人の頓服として、イライラしたときに服ますのは、レボメプロマジン 5 mg 錠の半分、もしくはセロクエル 25 mg 錠の半分、どっち

にするか迷って、どちらかにします。どういうふうにして決めるのかというと、身体が丈夫な人はレボメプロマジンにするのかな。レボメプロマジンやセロクエルなどの半分にしたものをいっぱい作って入れて渡すと好評ですよ。

　ともかく、昼間に感情障害の人がイライラしたときに、ベンゾジアゼピンを使えば必ずアディクション（嗜癖）になりますから、絶対使わないです。セロクエル 25 mg の半錠かレボメプロマジン 5 mg の半分を使うんです。

　僕のところに来た人たちは、デパス、レキソタンの嗜癖など、アディクションでもうどうにもならない人たちばかりですが、なんとか抜け出させています。

　どうにもならなかったのは、昼間サイレースをどんどん服む男の子が来て、彼の場合は仕方がないと、よその病院に入院させちゃったのですけどね。とてもじゃないけど、3 つも 4 つも精神科に行って、サイレースとロヒプノールをもらって、ばんばん服むんですよね。もう、いつもろれつが回らない状態で、どうしようもできませんでした。モーズレーの指針※を見たら、ベンゾジアゼピンは 4 週間くらいでやめるように書いてありますよね。4 週間どころか、4 年も使っているのは、本当にどうするんでしょうね。

　睡眠薬でも、とくに感情障害の人は危ないですね。「デパスが一番リストカットを起こさせる薬だ」と言ったら、三菱ウェルファーマがいやがるかもしれませんが、ほかのものでもやっぱりマイナートランキライザーはリストカットの誘導薬だと僕は思っています。医者にかかる前はリストカットしていない人が多いですからね。

　セロクエルの 25 mg 錠は、ほかには認知症の老人にも使えると思います。近頃、リスパダールもセロクエルも、認知症に使っていると健康保険で削られますねえ。事務が医師に「困るから使わんでくれ」と言ってきます。

※　デヴィッド・テイラー他著、鈴木英二、八木剛平訳『精神科治療薬の処方ガイドライン―モーズレイ 2001 年版』星和書店、2002 年

> # ルーラン Lullan
>
> 一般名：ペロスピロン perospirone
>
> SDA の非定型抗精神病薬。4〜48 mg 分 3。

[この薬のもつさまざまな特徴]
・高齢者・神経症レベルに比較し、無難・顕著な薬効はない。(杉山)
・はっきりとした効果が出た経験が少ないが、その代わり副作用も少ないと感じる。(藤田)
・軽症患者用。セロクエルより効かない。(小川)
・この薬で何か利益を受けたことはない。前職場、現職場で誰も評価せず、現職場では採用が中止された。なくても何も困らない。(水谷)

[他薬物との使い分け・色分けの違い]
・適応外使用(せん妄、難治の不眠、不安の強いうつ)が多い。リスパダール、ジプレキサに比べると統合失調症の治療では奏効しなかったことが多い。(橋本)
・ほかのものでは副作用が出てしまう際には、レンジも広いということもあり使ってみたいと思う。(藤田)
・高齢者、錐体外路症状が強い人に使う。(小川)

●確認強迫に効く

神田橋：ルーランは、僕はよく使います。第一選択薬として使うのは、統合失調症の精神病世界がおさまりつつあるときに出てくる確認強迫に一番いいと思います。ずば抜けていいと思います。
　それから、ほかの確認、こだわり、たまには自閉症のこだわりなど、まさに「こだわり」と呼ばれるようなものに使います。ほとんどそれ以外のものには効かないと思っていますが、こだわりで苦しんでいる方は結構おりますから有用です。こだわりがあっても、環境をうまく悪化させれば、この人をうつ病に導くこ

とができそうだと思える人にはルーランは使いません。
　統合失調症、ヒステリックなもの、てんかんのこだわりなどには効くと思いますが、やっぱり一番効くのは確認強迫が出たときです。そのときに使って、そのまま維持薬にしている人は4人いますけど、副作用がないからいいですね。それ以外に使うことはあまりないですね。

村上：私は今、新薬に挑戦中なものですから、今のお話は活かさせていただいて、引き続き追求していきたいと思います。
　それにしても神田橋先生、一番はじめにそのアイディアが出てくるのは、どこから出てくるんですか？　そのように相当特異的に、「こういうふうにいいよ」という考えが出てくるのは……。

神田橋：それを聞かれると困るんですよねえ（笑）。もう一度昨日に戻りますけど［62-63頁参照］、全部の薬を出して、こうして患者さんにかざしてやった結果、効いた人たちが、ひとつのグループというか、まとまりとして出てきますね。そして、その人たちはどういう人だったかな、と振り返ってお話ししているわけですから、まったく根拠はないんです。根拠は経験だけ。

村上：その結果について、また一度真似させていただきます（笑）。

神田橋：（薬を患者にかざす手振りをして）こうしてくだされば一番いいんだけど、この芸は僕の一代かなと思って、もうあんまり長く生きないから、もう終わりかなあと悲しんでいます。

● 摂食障害の過食嘔吐にコントミン

熊木：ルーランについて、私が愛知医大にいたときに、兼本先生がよく使われていて、官能的評価としても大変面白いことをおっしゃっていた記憶があります。
　ちょっと聞いたところだと、偽神経症性精神病みたいなものの中に効くものがあるとか……いろいろ教えていただきました。

兼本：今どういうふうに使っているかと言われると、とてもふつうの使い方をし

ています。

　リスパダールを使っていると女性だとお乳が出てくる人がいますから、維持薬としてはルーランでもほとんど同じように効くので、患者さんも楽だし、ルーランに変えて使っています。

　あとせん妄のときには、4 mg くらいで使う人はいます。結構よく効きます。けれど長い間使っていると、人によってはこの量でも錐体外路症状が出てきますので、最初の1～2ヵ月くらいでしょうか。

神田橋：実はせん妄の人には（薬を患者にかざす手振りをして）こうしたことはありませんので、ぜひやってみたいですね。

兼本：せん妄の場合、4 mg くらいで効く人は効いて、8 mg になるともう鎮静がかかっちゃう人がいて、あまり深追いする薬ではなく、それで効かなければやめたほうがいいかなと思います。

　あと、摂食障害があって吐く人には、コントミンの少量がぴったりはまる人がいるように思います。だいたい9～10 mg くらい、15 mg 使うことはめずらしいですけども、9～15 mg くらいの範囲で本当に楽になる人がいます。ちょっとルーランから離れるんですけど。

熊木：コントミンを過食嘔吐に使うというのは、私には経験がないので驚きました。ひとつ思い当たったのが、コントミンは制吐薬として一応認定されていますね。そういうコントミンだから過食嘔吐に効くということなのか、それとも、もっと別の機序なのか……

兼本：もちろん、食欲増進という面もあるから、かえって悪い人だっていると思います。神田橋先生みたいに、はじめからコントミンがいいってわかるわけではないので、あまり深追いはしません。

　でも座持ちがする薬と、座持ちがしない薬はありますよね。「患者さんによくなってもらいたい」「薬そのものも効いてほしい」という気持ちはもちろんあるけど、どちらかというと、まずは薬をやりとりすることでしばらく来てもらうことに主眼があることもあります。まあ効けば効いたで非常にいいのだけども。

熊木：これは健康保険適用ではないですが、強迫スペクトラムのようなもので出てくる過食嘔吐に対して、ルボックスあたりが効くという話が宣伝されていますよね。これはそのまま鵜呑みにしていいのかどうかわかりませんけど。

　実際それについて、先生方はどう思われてるのかということと、これは兼本先生にお伺いしたいんですが、コントミンの効き方と比べてどのように違うと感じるのでしょうか。

兼本：僕はあまり偉そうなことは言えないんだけども、実際使ってみたら効いた、という程度です。ただ効くときにはやっぱり早いですね、あっという間に効くというのか。ルボックスみたいにしばらく使ってて効くのではなく、もう、効くなら効く、効かないなら効かないで早い。

村上：すると先生、私もコントミン1日量150～200 mg くらい、下は12.5 mg から使うのですが、そのミリ数は粉でやるんですか。

兼本：粉でやります。

村上：粉でやるんですか。12.5 mg では多すぎるんですか。

兼本：高齢の人だと3 mg くらいで使うこともあります。

村上：3 mg と10 mg の違いはどうなんですか。

兼本：10 mg だとお年寄りの人はふらつくことがあります。3 mg でふらついた人はほとんどいません。

杉山：今の分量は1日量で、過食嘔吐の場合は3回にわけて……

兼本：はい1日量で、過食嘔吐は3回にわけてやっていますね。

杉山：たとえば15 mg で3回にわけて？

兼本：そうですね。12 mg から。そんなにすべてに当たるわけではなく、何人かに喜ばれたという感じです。

●感情障害の傷つきやすさにスパイスとして

熊木：ここでルーランについて、橋本先生が面白いことを書かれているなと思ったんですけど、「せん妄、難治の不眠、不安の強いうつに効く」について、先生の印象というのはどういう感じですか。もう少し具体的にお話しください。

橋本：せん妄に関しては、ほとんど兼本先生と同じような感じだと思います。
　前に勤めていた総合病院のリエゾンでは、ほとんどがせん妄での依頼で、たいていまず最初にルーラン 4 mg（体格を見て 8 mg 出すこともありましたけど）で半分くらいの人は効いて、ルーランでぱっとしない、もうちょっと睡眠のリズム障害やそれに加えてどうも幻聴・幻視があるような人にはリスパダールを処方する、という感じの使い方でした。
　あと、難治の不眠、不安の強いうつの患者さんにも、私はルーランを使うことが比較的多いです。ベンゾジアゼピン系の睡眠薬で不眠がとれないときにベンゾジアゼピンを重ねて使っても、重ねたわりには意外にあまり改善しないと思います。そういうときに、テトラミドやデジレルを使うこともありますが、これも個人差があって、効かない人は何も変わりません。その場合に 3 番目くらいのところで、ルーランを使ってみることが多いですね。
　あと、うつの人の不安というよりは、傷つきやすさみたいな感じでしょうか。どちらかというと、傷を擦りむいて、まだじゅくじゅくしているようなところを、ちょっと触られるとものすごくびりびり感じるというような繊細さや過敏さを、軽く抑えるようなイメージです。
　これはルーランに限ったことではなく、感情障害の人の、このような傷つきやすさ、過敏さみたいなものを抑えるのに、メジャートランキライザーを少しスパイスのように付け加えることがあります。
　ほかの方は感情障害の人にメジャートランキライザーを使うときは、どんなイメージで出しているのかなあと思うんですけど、どうでしょうか。

村上：先ほど兼本先生が量のことを言われましたね。やっぱりこの薬が合ってい

る、というのと同時に、この薬のどのくらいの量が合うか、という問題もとても大切だと思うんですよ。

　私はコントミンを 3 mg 使うなんてびっくりしたんだけど、それくらい丁寧にやっていかなきゃいけない問題じゃないかなと思いますね。

　考えてみたら、われわれがインターンをしていた頃、1960 年代の初め頃ですが、不眠の患者にウインタミン 5 mg だったか 10 mg だったか忘れましたが、1 アンプル筋注するのに、血圧を測ったり、おっかなびっくりでやっていたのを思い出しました……時代がどう変わっちゃったんでしょうね。

熊木：おそらく、先ほどから出ている、コントミン錠の 12.5 mg や 6 mg ですね。あるいは、セロクエル錠の 25 mg、その半分というようなものは、橋本先生が言われたように、非常にナイーブな感じの感情障害圏の人に使ったり、あるいは、統合失調症が晴れてきて、急性的な病勢に支配されなくなったときに使ったりします。

　このようなスパイス加減で使うことが多いという印象は、皆さんのお話にある程度共通していますね。ただスパイスですから、これが胡椒で、これが七味で、といった味つけに近いイメージでしょうか。砂糖や塩じゃないですね、きっと。

セレネース Serenace

一般名：ハロペリドール haloperidol

幻覚妄想に有効な抗精神病薬。3～20 mg 分3。

[この薬のもつさまざまな特徴]
- いまだにきわめて有効。（杉山）
- 陽性症状への効果大、しかし錐体外路症状も大。（杉山）
- 伝家の宝刀である。（杉山）
- 覆いかぶせるような重さはあるが、その重さを利用し過緊張をほぐすことができる症例には適している。（藤田）
- 副作用は強いが、安定性もある。意外に服みにくいという話は聞かない。大量投与可能。（小川）
- 統合失調症の急性期治療薬としてつねに一番に意識している。老人のせん妄などを含め、何病に限らず、アンテ・フェストゥム的に病的な過程が進行しているとき、第一選択となる。（水谷）

[投与上心がけていること]
- 錐体外路症状は多い。抗パーキンソン薬の併用はほぼ必須。（橋本）
- 錐体外路症状。（藤田）
- 発動性低下を伴う慢性期の幻覚に対し、セレネースで抑え込みにかかるのはよくない。うつ症状を引き起こす。「一念発起」のように発揚性が出てきているときや躁病に対して使う薬。（水谷）
- 残念ながら患者と治療関係が築けず、それでも病的過程の進行を妨げる必要があるとき第一選択となる。（水谷）

[他薬物との使い分け・色分けの違い]
- 困ったときに戻ってくる薬。新規の第一選択ではほとんど使用経験なし。（橋本）
- 非定型抗精神病薬では効かないときの薬。（小川）

●アンテ・フェストゥム的外界変容感で第一選択

熊木：水谷先生が言われている中に「アンテ・フェストゥム的に病的な過程が進行しているときの第一選択」と出てきますけど、これは木村（敏）先生が言われてる、統合失調症の前駆的な徴候を感知するようなイメージでしょうか。
　「力が動いている状態ととらえて、そこに薬を投与すべき」とは、先ほど言われた「統合失調症に効く薬」などという乱暴なくくりに対するアンチテーゼととらえてもいいですかね。

水谷：病期やステージ分類をまったく無視した"統合失調症治療薬"というのは、ちょっとあらっぽいな、とずっと思っていました。治験の制度上、どうしても病名になってしまうんでしょうけど。

村上：私は、先ほども言いましたように、いまだにこの手の薬、セレネースに頼っている年代なので、今リスパダールに置き換えを試みているところです。
　置き換える主な理由は、錐体外路症状が少ないということです。たしかに少ないなと感じて、リスパダールに移しています。私はセレネースを出すときには、抗パーキンソン薬とほとんどセットにして出していたんですけど、抗パーキンソン薬が意外といろんな悪さをするとも聞いて、先ほどのせん妄にも結びつくという問題もあるようで、これはいけないなということも含めて、今リスパダールに移しています。どれくらい効果があるのかを検討中なので、どれだけ取って換わりうるのかということについてのたしかな感触はまだもっていないんですが、まあまあいけるかなと思っています。
　神田橋先生と同年代で、コントミンからはじまって、ヒルナミン、メレリル※、ピーゼットシーなどを使ってきました。セレネースが出てきて、これが急性精神病状態にはとっても効果があり便利なので、結構よく使っていました。神田橋先生はこの便利さにちょっと警告を発したのかなと私は思うんですけど、どうでしょうか。
　急性期を脱したらできるだけ減らすようにして、維持薬として賦活薬的なもの

※　ノバルティスファーマによるフェノチアジン系抗精神病薬の薬剤で、現在は発売中止。

を出すよりは、セレネースを十分に量を落として使っていけば、結構いい具合になるんじゃないかという感覚でやってきたんですが、今それを少しずつ変更しようとしている段階なんです。

　でもこうしてみていると、非定型抗精神病薬が駄目なときにセレネースを使うというふうに、発想が逆転しているのが面白いですね。

　私の印象では、セレネースに比べてリスパダールのほうが幅が広いような、セレネースのほうがずっとシャープというか、ぴしっと効くというイメージが強いんですよね。

神田橋：僕はセレネースは非常に広く使いますが、第一選択薬となるのは、患者さんが不気味な外界を体験しているらしいかどうかで決めます。外界変容感というんですかね。見えるものが何か、という意味が発現する前ですね。そのあたりの感覚が覚醒度を上げているのか、覚醒度が上がっているからそう感じるのかわかりませんが、そういう覚醒度が上がったような感じで、外界が異様な味わいをもってこの人に体験されているように思えるときに使います。

　だから多くの場合は幻覚や妄想がありますが、それがきちんとしたかたちをとっていなくて、何かの意味が押し寄せてきそうな感じのときは、何と言ってもセレネースが第一選択薬になります。

村上：私たちはこの薬に助けられた世代ですので、いまだに恩が忘れられないでいるんです。先ほど、薬の量の問題や薬効そのものについても言いましたが、診察状況も重要です。どういう診察経過を経て、どういうふうに薬を出すと、どう変わるかという、あらゆる要素を含めて考えます。

　以前、漢方の先生と一緒に中国に行ったときに、「北京で効く頭痛薬が上海では効かない」というような話を聞いたことがあるんです。そこの風土の中で、「こっちでこれを使うと頭痛に効くんだけども、あっちでは効かない」と言うんです。"○○の身体状態の人にこの薬を使うと、△△というふうに効く"というように、身体の状態も漢方の計算に入れますよね。薬効にはそういったあらゆる関数が入っていると思うんです。

　これに対して、今の診断には薬効を抽象化して、状況から孤立化させて、薬理作用だけを取り出して、これはこれに効きます、というような一本調子の考え方があるので、とても心配だなと思います。

少し文脈は違うと思いますが、神田橋先生も、診断にはとてもこだわっておられますよね。ちゃんと診察をして、見立てをして、投薬をして、あるいは診察行為の中に、精神療法もともに入っているんですよね。

　今はコンピュータにポンポン当てはめて、診察抜きでいったほうがスマートでいいと思っている文化がちょっとあるんじゃないかと思うんだけど、本当は診察という行為をもっと大切にすることを考えないといけないと思います。診察という行為の中にはあらゆる要素が入っている、その状況の中での薬効ですからね。

　極端なことを言うと、こんなことは誰でもふつうに経験していることでしょうけど、ずいぶん昔のことですが、内科から不眠にネルボンを出されて、それでも眠れないって来られた患者さんがいて、こちらで少し丁寧に診察して、ベンザリン※を出したところ、ものすごくよく眠れたといった症例が現実にありました。

　その薬が、どういう症状にどの程度効くか、どれぐらいの量を出すか、ということももちろん大事なことなんだけど、薬効を孤立化して取り出して、抽象的に物事を考えるのではなくて、兼本先生が「顔」という言葉で言われたけど、顔を見ながら、顔が見えるような、知識、とらえ方、認識などがないといけないと思います。

　今の風土が、どうもそれから逆の方向へ逆の方向へ行ってるような感じがして、心配でならないですね。

●シャープな治療が鍛えられた"セレネース世代"

熊木：私たちの世代というのは、ちょうどリスパダールが出る前だったのですが、初期の頃に「セレネースを覚えろ」ということをオーベンの先生にしきりに言われました。「この薬が、ある意味一番重要なんだ。ただこの薬も、ちゃんと使いこなすのに3年かかるぞ」と。きちっと覚えるのに、それくらい時間がかかると言われたんですね。

　それから、私たちの世代は、セレネースで入っているので、たぶんセレネースを中心にものを考えていると思います。もう少し若い先生だと、リスパダールから入る先生が多いと思うんですけども、それに比べると、セレネースで入ったことで、だいぶ文化的なギャップがあるように思うんです。

※　ネルボンとベンザリンは同効薬。今で言うところのジェネリック薬品。

ところで、セレネースという薬がある意味シャープに効くということは、先ほど村上先生がおっしゃった通りです。これは手前味噌な発想かもしれませんけど、この薬に知悉することで、統合失調症の治療が非常にうまくなるんじゃないかなと私は思うんですね。ですからはじめに、トレーニングの段階でセレネースから入れたことは、われわれにとってはラッキーだったのではないかと思います。

リスパダールは統合失調症の輪郭をつかむのを非常に難しくする薬で、そういう意味で、リスパダールから入った方は、統合失調症がちょっとみえにくいんじゃないかな、という印象をもっています。

村上：そう思いますね。それから、セレネースは地方によっても使い方がまったく違うんですよ。九州では量が全体的に多かったですね。私たちが若い頃、治験も手伝っていたんですけど、ピーゼットシーなどは九州大学では私たちの何倍もの量を使っているような印象でしたね。「どうして同じ治療でこんなに違うんだろう」と思ったこともあります。先ほどの、北京と上海では効く薬が違うというような、それなりのいろんな理由があるのかもしれませんね。

いずれにしても、量は、使いぐせというか、地域によっても時代によっても相当違いがあるので、そこで今のような標準尺度を作らないといけないという発想が出てきているのかもしれません。実際に、使う薬の量は地域によって相当な幅がありますからね。

水谷：僕は八重山の石垣島に2年間勤めていましたが、八重山では、ハロマンス（ブチロフェノン系抗精神病薬）を3アンプル2週間ごとに打っている人がいました。どんな人なのかと思って見たら、国道を自転車で車より速いくらい、時速40kmくらいで走っていました。目を疑いましたけど、本当に打っているんですね。その量がなんだかその人とぴたりと合っているようでした。

八重山では本当にドーズ（投与量）が多く、セレネースが本土の倍くらいの量で使われていましたね。こちらに戻ってきてから調子が狂ってしまって、患者さんにたくさん出してしまうことが多くて調整するのが大変でした。

村上：岩手のほうに行くとまた違うんですよ。そちらの方に聞いた話ですけどね。

水谷：八重山ではうつがほとんどいなかったので、うつの治療がほとんどできませんでした。本当に文化差があるんだなあと思います。

村上：状況や文化が全部合わさって、いろんなことが起きていますからね。

神田橋：非定型抗精神病薬は、ことにジプレキサが出て以降、熊木先生が言ったように、症候や病状の推移をこまかくみながら薬を増減していく能力が育たなくなりましたね。
　セレネースは、ちょっといいから少し減らして、というピンポイントな使い方だから、「これじゃあほかのものに変えなければいけない」「もうフェノチアジンに変える時期だろう」という症状の的を絞る技術は、セレネースの世代のほうがはるかにシャープでしょうね。
　何でも効くような、たいてい出しておけばなんとかなるでしょう、というふうになると、もう患者さんがみえませんわねえ。もっと幅の広いものだったら、健康食品みたいなもんだ。朝鮮人参やローヤルゼリーというレベルで、だいたいこれでいいよ、ということになってしまう。専門家っていうのは、シャープな治療ができなきゃ駄目です。下手がシャープなものを振り回してもいかんけど。
　セレネースはやっぱりいいと思いますねえ。中心だと思うなあ。戻ってきそうな気が、今しています。今非定型がわーっと取り上げられて、振り子がこっちに揺れ戻るんじゃないかなあ。揺れ戻されて、フェノチアジンのところまで振り子が戻るだろうと僕は思ってます。

村上：薬に頼るというのではなく、薬を使いこなすというか、やっぱりこちらが薬を使っていくという感覚が必要でしょう。今は、なんとなく"こうなったらこの薬"というように薬に頼っている感触がありますね。もうちょっと、薬をこちらが使いこなすべきですね。そこに量も絡んでくると思います。

神田橋：スーパーマーケットから、もう一度店頭販売のほうへ時代が揺れ戻ってきているんですよ。スーパーマーケットは、並べてあるものを持っていってレジで買うだけでしょ。だけど、お客さんに対面して、「これは今日仕入れたんですよ」とか言って売ると、値段は少し高くても、お互いに流通機構から間に人間が入ります。そしてさらに今度は生産者のラベルを貼ったりしていますから、もう

一度、人の顔が見えるほうへ戻ってきています。もう一度、セレネースのほうに戻る、フェノチアジンに戻る、というのはあるんだろうなあ。

熊木：それまでに、セレネース文化が根絶やしにならないように、皆で守らなければいけないですね。

神田橋：ええ、守らなければいけないですね。使い方のコツのようなものを守ってください。

村上：それともうひとつ、セレネースを使っていると、最近はあまり聞かないんですが、「松岡氏症候群」というのでしょうか、舌が突出してもとに戻らない、相当激烈な錐体外路症状が出ることがあるんですよ。それが患者さんを苦しめたり、懲りさせたりするもんだから、私は昔からずっと抗パーキンソン薬とセットにして出しています。今はリスパダールの使用経験も踏まえて、セレネースでも案外抗パーキンソン薬なしでもいけるんじゃないかと思って、それも試しながらやっているんですが、セレネースでも意外と錐体外路症状がそんなに強く出ない症例もあるんですね。

　セレネースは錐体外路症状が強くて、リスパダールにはないというのは、統計的には多少言えるかもしれないけど、セレネースでも十分抗パーキンソン薬抜きでやれる人がいますね。

コントミン Contomin、ウインタミン Wintermin

一般名：クロルプロマジン chlorpromazine

フェノチアジン系非定型抗精神病薬。50～450 mg 分 3。

[この薬のもつさまざまな特徴]
・鎮静作用がある。（橋本）
・頓用としていまだに有用。（杉山）
・主剤としては時代遅れか。（杉山）
・セレネースよりさらに過緊張に対して有効。（藤田）
・レンジが広く、症状に合わせて非常に使いやすい。（藤田）
・ジプレキサ、リスパダール、セロクエルはいい薬だが、使用できる上限が少ない。単科の精神病院で本当に重症な人については、やはりこうした古い薬で、症状を抑えこめるためにいったんは増量する必要がある場合もある。（大槻）
・焦燥感に効く。身体には負担がかかる薬。量を調整すれば多様な疾患に使用可能。（小川）
・「興奮を抑える薬」。抗幻覚作用と鎮静作用の両方を併せ持つ。（水谷）

[投与上心がけていること]
・高用量になると心伝導異常が出やすい。（橋本）
・抗コリン作用。（藤田）
・高齢者にはあまり使わない。（小川）
・何病にかかわらず、鎮静したいときによい。寝る前に使用して自然な睡眠に導入するのにすぐれる。（水谷）

[他薬物との使い分け・色分けの違い]
・ベンゾジアゼピン系睡眠薬のみで不眠が改善しない場合に併用することが多い（統合失調症に対して）。（橋本）
・鎮静目的に使う。統合失調症だけでなく、うつや神経症圏の患者さんにも使う。（小川）
・抗幻覚を中心に期待したいときにはセレネース、感情障害の要素があればジプ

レキサを使う。(水谷)

●切りやすい、やめやすい

神田橋：僕はコントミン使わなくなったなあ。なぜだろう。駄目だな。もうちょっと、もう一度考え直さんと。
　僕がコントミンをあまり使わなくなったのは、やっぱり、橋本先生が書いている、たくさん使うと「心伝導異常が出やすい」からです。短い期間ならいいのですが、長くは使いにくいなあと思います。
　それと、これは橋本先生とまったく同じだけど、①不眠と、②ベンゾジアゼピン系睡眠薬で不眠が改善しない場合に付加薬として使う、この2つになっちゃいましたねえ。
　やっぱり心臓は恐いものだからね。ある患者さんが目の前で心停止を起こしたのには参ったよ。面接していたら(うしろに倒れるようにして)こうして倒れたから、「あれ？　どうしたの？」って言って、脈みたら脈打ってないの。あれで参った。面接してて、励ましてたら、すーっと倒れてしまって。その人は助かったからよかったけれど……かなわん。
　ただ、やっぱり僕は、コントミンに帰るんじゃないかと思うけどなあ。

兼本：大量で使うときにはたしかにいろいろ心配ですよね。

神田橋：コントミンは、ダーティというか、まあMARTAな薬ですから。ベンゾジアゼピンが出る前は、コントミンの少量を神経症に使うという技術があったんですよ。

兼本：コントミンの少量を使うというのは、先輩が言っていたのを思い出します。5 mgを超えるか超えないかくらいの少量にすると、少し気分を上げるんだ、と。本当にこのような薬効があるのかどうかは別の問題ですけど、効いているような感じがある人が中にはいますね。
　大きなメリットは、切りやすい、やめやすい、ということです。患者さんもっとも抵抗しない。

水谷：嗜癖にはならない……？

兼本：嗜癖にはならない気がします。

●薬剤単価・ジェネリックの問題

神田橋：おそらくコントミンでは、薬屋は全然儲からんでしょう。儲からんと、製造中止にされちゃうもんな。

兼本：そうですね。アレビアチンやフェノバールも同じですよね。アレビアチンやフェノバールは、作れば作るほど赤字になる時期がありました。製薬会社の人は運命としてあきらめていると聞きました。
　きっとコントミンが製造中止になる可能性はありますよね。だって、たぶん作れば作るほど赤字だと思います。

神田橋：メレリルはそれで出なくなっちゃったでしょ。ちょこちょこなくなってしまうんですよね。トラキラン※もそれでなくなったんだなあ。

村上：リーマスも同じですね。私はいい薬だと思って、とくに非定型精神病などには必ず使いますけどね。

神田橋：リーマスもやめたがってたんですけどね。

兼本：やっぱりちょっとは儲かるようにしてあげないと、当たり前だけども、売れても少しも得をしないというのは、ちょっと具合が悪いですよね。

神田橋：経営も大変だから、そんなに世のため人のためにやってられないよ。

村上：でも、治療にかかわることだからしょうがないんだけどね。ジプレキサなんか、逆にものすごく高いでしょう。薬価の説明抜きで処方したりすると、クレ

※　エーザイによる同じくクロルプロマジンの薬剤で、現在は発売中止。

ームをつけてくる患者さんもいますからねえ。きちんと頭に入れておかないといけませんね。

　そこらへんでお菓子を買うのとはちょっと意味が違うけど、いくらおいしそうなお菓子でも高いからやめておこう、というのは一理ありますからね。これから保険医療でも自己負担分がだんだん増えてきていますから、やっぱりそういうセンスも身につけておかないといけないですよね。

熊木：今、巷で喧伝してますけど、ジェネリック薬は、基剤が違うかもしれないけど、一応立て前、主成分は同じ薬ですよね。薬代を安くするためには、ジェネリックで薬を半額近くで出すという発想もあります。

　一方、薬代を安くするため、まったく違うけれどもっと根本的な方法があります。それは、コントミンやセレネースなどの安いけど有効な薬をこれまで以上に使うことです。これは結構重要ではないかと思いますね。

神田橋：てんかんではよくわかると思いますけど、ジェネリックにすると、量を増やさないと発作が起こることが何例かありました。基剤の問題なんですよね。

兼本：一番典型的な例として、アレビアチンの粉の薬には、もう廃止になりましたけど2種類あって、一方の薬は水溶性、もう一方の薬は水になかなか溶けないんですね。服み比べると、血中濃度はほぼ半分になります。

　もう5年か10年くらい前のことだけども、年に1人か2人くらいは、新しい病院で同じ量で換算してもう片方の粉を出したら、重積になって入院する人がいました。

神田橋：てんかんではよくわかりますよ。デパケンで何例かありました。

兼本：デパケンとセレニカでは、同じ徐放剤でも血中濃度のピークはずれてきます。

神田橋：ずれますよね。同じようなことがほかの薬でもあるはずです。

●ベゲタミン錠の効果の謎

熊木：ひとつお聞きしたいのですが、ベゲタミンA錠・B錠についてです。ベゲタミンの中にここでいうコントミンの成分が 25 mg 入っています。それにあと、ピレチアの成分が入っていて、フェノバールの成分が入っている。この合剤が、いろいろ問題があると言われながらも、なんやかんやでこれまで使われてきているという事態があります。

　なぜあれほど激烈に効く睡眠薬なのでしょうか。フェノバール単剤とコントミン単剤で、そこまでの効果があるようには思えないのに、なぜあの薬がそんなに効くのかということを考えてみたいと思うのですが、いかがでしょうか。

神田橋：そうですね。あれはたしか、僕の記憶が間違いでなければ、岡山の林道倫先生の処方なんですよね。林道倫先生はもう亡くなられているのですが、内村祐之先生と同じくらいの世代かな。

　林道倫先生が、コントミンが出て間もない頃に、あの処方を考えて、そして自律神経系に効く薬として、ベゲタミンという命名をされたようです。出た当初は、日中使っていたんですよね。鎮静作用のある向精神薬のひとつとして使っていて、睡眠薬としては使っていませんでした。ちょうどあれはヒダントールなどが出ていた時代だったので、そういうふうな合剤で便利に使える薬として出たという記憶があります。

村上：われわれが若手の頃、パートで病院に行っていたんですが、そこでも約束処方で、P. cont I とか P. cont II とかいって、コントミンとピレチアの組み合わせで約束処方が決まっていましたね。

熊木：こういった合剤で残っているものはわずかですよね。たくさんあったとは思うんですけど。

神田橋：ヒダントールは残っているんですか？

兼本：残っているんですけども、具合はちょっと悪いですねえ（笑）。

神田橋：あれは悪いですよねえ。早くやめてほしいんだけど。

兼本：あの配合比率が案外合わない人が多い。人によってフェニトイン（アレビアチン、ヒダントール）の効き方とフェノバルビタール（フェノバール、ルピアール、ワコビタール）の効き方が違うものだから、合わないんですよね。どっちかが多すぎたり、どっちかが少なすぎたり、ということがあります。

　3種類作ってあって、ちゃんと比率も変えるように作ってはいますけど、結局3種類の比率では幅があらいですよね。

神田橋：フェノバールで興奮を起こす人がいましてねえ。

村上：でも、アレビアチンがなくなったら、元も子もないですよね。

兼本：アレビアチンがなくなって、フェノバールがなくなって、合剤だけ残ったりして（笑）。

　新しく処方されている例はたぶん非常に少ないと思います。ですが、最後の患者さんがいなくなるまでは、きっとなくせないでしょうね。製薬会社のほうも、決して喜んで作ってるわけではないと思うんですけどね。

神田橋：小児科でもらって服んでる人がいます。子どもの頃に投与されて、もう30代になるけども、やっぱりもとの小児科に行ってもらっている人がいるんですわ。そういう人は、「ちょっと変えてみよう」と言っても、有害作用が出てこない限りは無理ですよねえ。

兼本：この体験があるんで、合剤というものに対して、僕は結構抵抗感があるんですよね。

神田橋：僕もそうですね。

兼本：結構苦労して、換算して、変えられる人は変えてきたけど、なかなか大変なんですよね。

神田橋：そうですねえ。薬物の相互作用で、血中濃度が変わります。たしかフェノバールがアレビアチンの血中濃度を動かしますね。

兼本：そうなんです。ただそれが、基本的には少し下げるんですけども、ちょっと不安定なんですよね。だから、読みきれないところがあります。

神田橋：そうですよね。あれを変えるのは、手間が本当に大変ですわ。今までに、1〜2ヵ月に1回くらい通院してきた人に、1週間に1回の通院にしなさいと言うと、もういいかげんヤブ医者と思われて、どうにも対応できません。
　……ああそう、ベゲタミンの話ですが、あれでよく眠れるというところをみると、なぜか眠気を作るのにはとてもすぐれた処方なんでしょうね。ちょっとやめられませんよね。ただ、オーバードーズ（大量服薬）されたとき、かなわんのですけどね。ベゲタミンA 30錠とか服まれると参ってしまう。

熊木：今までベゲタミンを服むのをやめさせるために、いろいろ工夫しました。たとえば、分けて全部粉にして、成分を分けて、そこからコントミンだけ抜いてみたり、フェノバールだけ抜いたり……けれど、どっちにしても駄目なんですよね。そういう経験があって、この合剤は結構特別な意味があるんだなと思いました。

神田橋：あるんでしょうねえ。林道倫先生は天才なんでしょうね。林道倫先生の最期の弟子が、東北大の名誉教授になられて、この間まで理事長だった、佐藤光源先生です。道倫先生は、たしか90歳近くまで現役でした。

ヒルナミン Hirnamin、レボトミン Levotomin

一般名：レボメプロマジン levomepromazine

フェノチアジン系非定型抗精神病薬。150 mg 分 3。

[この薬のもつさまざまな特徴]
- "体にきく"という効き方。動きを止めたいときに使う。（橋本）
- とにかく鎮静を図るときに使いやすい。（杉山）
- とりあえず興奮、焦燥を抑えるという印象。（杉山）
- 過緊張に対し有効で、鎮静効果が高い。（藤田）
- 少量（5 mg 錠）をⅡ軸（パーソナリティ障害圏）保留の人たちのイライラに多用している。大量服用してもあまり気持ちよくならなそうで、マイナートランキライザーの脱抑制のような感じにならないため。（大槻）
- 焦燥感に効く。Ⅱ軸系の人にも効く。身体に負担はかかりそう。（小川）
- コントミンに似るが、興奮を抑える作用が強い。抗幻覚作用はほとんどない。動物的な「衝動」を抑える。（水谷）

[投与上心がけていること]
- 自律神経症状。（藤田）
- 高齢者には処方しない。（小川）
- コントミンに似るが、衝動性を抑えるのにすぐれる。我慢をしたいときに援助してくれる薬。BPD（境界性パーソナリティ障害）の衝動性緩和については一番すぐれる。BPD 患者には服み心地がよいことが多い。（水谷）

[他薬物との使い分け・色分けの違い]
- 攻撃性の強い場合などに好んで使用。（藤田）
- Schizopherenie（統合失調症）では、セレネースかコントミンを手前にして、ヒルナミンは攻撃性などの鎮静のため補助的に実用することが多い。（大槻）
- Ⅱ軸系の人にはマイナートランキライザーよりも優先して処方する。（小川）
- 抗幻覚を中心に期待したいときにはセレネース、感情障害の要素があればジプレキサを使用。（水谷）

●アナクリティック・ドラッグサイコセラピー

神田橋：ヒルナミンの頃、九州大学の大量療法の、真っ只中に僕はいたんだ。

村上：あのヒルナミンを大量に使うアナクリティック（anaclitic）・ドラッグサイコセラピーについての総括はどうですか？

神田橋：あれはいいですけど、人手がかかるので、今は全然誰もやらないですよね。それと、あれで僕らはトレーニングされて、精神療法のセンスはすごくよくなりました。つまり、退行というもののもつ意味合いを、理屈じゃなくて、目の前で見ますからね。だから、アナクリティック・ドラッグサイコセラピーに従事した人たちはどの人も精神療法のセンスがいいですね。
　だけど、僕は今、人手があってもやらないと思います。それは、退行という現象が生じてくることが、薬物によって主導されるよりも、自我によって主導されたほうが、のちのサイコセラピーの効果があるので。

村上：あれはやっぱり退行なんですか。退行類似のものではなくて……。

神田橋：あれは退行だと思いますね。

村上：人手がいるから、その結果として依存的になるというようなものじゃないんですか？

神田橋：そういうことではないですね。もう、口愛期が起こってきて、哺乳瓶からミルクを、本当においしそうに飲まれます。ハッピーな感じで。薬をたくさん服んで、看護師さんが撫でるようにしてあげると、にこっとしてね。そういう時期が、年頃が、傷つきの時期だった人に対する治療です。
　アナクリティック・ドラッグサイコセラピーの根源は、ハッピーなはずの時期に心が傷ついていた、あるいは、ハッピーな時期を得られなかった人を選んでやる治療です。治療的な意義は高いと思うのですが、やっぱりそれをなんとか薬によらずに作っていく方法として、いろんなことを僕は考えてやっています。その

方法は、トータルな退行ではなくて、部分的退行、一過性の退行というようなことで、それをやりはじめて芸術療法の世界に入っていったんです。

芸術療法の世界っていうのは、たとえば箱庭の枠内だけのリグレッション、それから、ぐちゃぐちゃの粘土のその瞬間だけのリグレッションなどですね。それで、芸術療法に入っていくようになって、しばらくは芸術療法の学会に一所懸命行っていたんだけど、もうそれも飽きがきたからやめちゃった。

そういうふうになったのはね、西園（昌久）先生の治療で、トータルな退行とわれわれが考えていたときも、やはりどこかに患者さんの観察自我の関与があったからです。そしてその観察自我が、退行の体験を、どう回想し、総括していくかというアフターケアの中に、むしろ心理療法の根幹があるというふうに僕は思うようになりました。そこが、西園先生と考えが違ってきたので、退行はあくまできっかけ作りであるという感じに今はなっています。だけど、あの体験がなかったら、今日の僕の心理療法のセンスはなかったと思います。

西園先生が、アナクリティック・ドラッグサイコセラピーのときの薬としてヒルナミンを使うようになられたのは、最も退行を誘発しやすいからなんです。だから、退行を誘発しないほうがいい患者さんには、禁忌だと思います。

●躁には禁忌、うつには有効

神田橋： したがって、一番皆さんに使わないでほしいと思うのは、躁病に対してです。躁病は、なんとなく一部退行的な雰囲気もあります。ヒルナミンで鎮静すると、本人の自己を維持していく能力はむしろ減って、大人しくはなっても、子どもっぽくなりますから、手がかかるというか、社会生活のうえでは困ります。僕は躁病の鎮静薬として、ヒルナミンを使わないようにしてほしいといつも思っています。

逆に、双極性障害でないうつ病に、第一選択薬として、僕は使います。抗うつ薬より先に使います。そして、こちらがしつらえた保護的な環境の中に馴染むようになられます。つまり、依存的になるわけです。

保護的な環境を作って、そこから抗うつ薬を使いはじめるようにするその間に、だいたい1週間のタイムラグを作っておくと、初期の自殺企図を著しく防ぐことができます。そういう関係の中に抱え込んでしまったときは、まだうつなんです。抗うつ薬を出していないですから。退行させて、抱え込んで、それから

抗うつ薬を出していくと、自殺がかなり防げます。
　今話題になっている抗うつ薬による初期の自殺は当たり前のことで、死にたい人に意欲を出させたら死ぬことがスムースにできるようになるだけのことだ、と僕はいつも言ってます。

村上：もうひとつ、神田橋先生が「うつ」と言ってイメージしているものと、「メジャーデプレッション」と言われているものが、少し位置がずれているんですよね。
　だから、もう少し診断学をきちんとして、「○○という症例にはこういう対応、△△という症例にはこういう対応」というようにしていかないと、今のメジャーデプレッションから出発すると、一般論的にはあてはまらないところがありますからね。

神田橋：メジャーデプレッションは、さらにより抗精神病薬が必要になることもあるからね。

ルボックス Luvox、デプロメール Depromel

一般名：フルボキサミン fluvoxamine

SSRI。50〜150 mg 分 1〜3。

[この薬のもつさまざまな特徴]
・SSRI としては用量の幅が広いので用いやすい。（杉山）
・総合病院の精神科外来では、うつに対してパキシルとともに第一選択になっている。（大槻）
・副作用が少ないという印象はない。（大槻）
・パキシルほど効かないが、副作用も少ない。（小川）
・パキシルより効き方がマイルド。（小川）
・発揚させる薬。リスパダール同様、強迫神経症をはじめ、自制心が過剰でそれに苦しんでいるとき、適度に抑制を解き放ち、楽にさせる。リスパダール＋ルボックスで重度の強迫症状が消失した自験例が 2 例ある。（水谷）

[投与上心がけていること]
・消化器症状に注意。（杉山、藤田）
・最初、胃薬と併用して出すことがある。（大槻）
・相互作用があるため、他科薬を内服している患者さんには使いにくい。（小川）
・リスパダール同様、自殺や暴力に限らず、（病的な中にも）理性で抑えていた考えを実行に移してしまう。あとから本人さえも驚くことも多々ある。患者の防衛機制が脆そうなとき、行動化が心配されるときには使わない。（水谷）

[他薬物との使い分け・色分けの違い]
・パキシルに比べると効果を感じにくい。最近は SSRI としてはパキシルを先に使用するため、出番が少ない。（橋本）
・うつ病の第一選択としては用いないが、強迫性障害、または何かしらの強迫症状を有するときに用いる。（藤田）
・パキシルで駄目なときの選択肢。（小川）
・強迫神経症の第一選択薬。パキシルとは比較にならない。（水谷）

●うつ病になりうる強迫神経症への第一選択薬

神田橋：ターゲットは、こだわりや執着・確認などですか。

村上：水谷先生、このリスパダールとの併用を現実に2ケース経験されたんですよね。そうすると、その後もいろいろ使ってみたのですか？

水谷：そうですね。急に治る強迫神経症をたまに経験するものですから。ふつうは単剤からはじめますが、最初から2剤併用でいくということはありますね。

村上：私の経験では、ルボックスが強迫神経症に効いた試しがないんです。量の問題があるのかもしれないけど。強迫にそんなに効きますか？

水谷：自分としては、すごく効くなあと思うのですが。

兼本：僕も、びっくりするくらい効いた人を診たことがあります。

村上：じゃあ自信をもって使わなくてはいけませんね。

神田橋：「この人は、なんとかいじくったら、うつ病にすることができる人だ」と思ったら、強迫神経症でもルボックス。だから僕はルボックスが効く人は、脳の性質上は同じものじゃないかと思ってます。

村上：まあ、うつに乗っかってくる強迫症状というのはありますけどねえ。

神田橋：うつ病になるような病前性格やライフスタイルをもっている人の強迫神経症は、やっぱりルボックスが第一選択薬だと思います。統合失調症のような、世界が混乱して、現実見当識がなくなる世界に近づくような人だと使わないね。

村上：量はどれくらい使うんですか？

神田橋：結構使いますよ。150 mg まで増やしてみます。

水谷：200 mg 使うこともめずらしくなく、「200 mg と 225 mg の間くらいが境なんです」とおっしゃる患者さんもいらっしゃいます。

村上：私も「ルボックスが効く患者です」というふうにして紹介されてきた患者さんに、それをそのまま継続して使った症例はあります。間もなくして切れてしまいましたが、たしかに効いているという人もいるんでしょうね。

神田橋：鹿児島はねえ、あんまり強迫神経症がおらんねえ。来ないなあ。

水谷：石垣島もゼロでした（笑）。

神田橋：暖かいところは少ないんじゃないかなあ。福岡から鹿児島に来たら、やたら双極性障害が多いですよ。福岡と鹿児島でそんなに違うのかなと思ったら、奄美大島にはもううじゃうじゃいるって。奄美大島から陪席に来ている人が、「もう双極性障害はいっぱいいます」と言っていました。

村上：水谷先生もそんな感じですか？

水谷：はい。石垣島は単極性うつ病はほとんどいなくて、双極性障害はたくさんいます。

神田橋：だからやっぱり遺伝子が生き残りやすいのだろうと思うんです。遺伝子の濃縮だと思います。東北の人に聞いたら「そんな気分がころころ変わってたら凍えて冬死ぬわ」とか言ってました（笑）。そうかと思って、それがヒントで、「ああなるほど、気候が厳しいところでは、双極性障害はのんびりしてるから凍えて死ぬんだ」と思って納得しました。

　相撲取りは、たしか東北のほうが多いですよね。相撲取りというのは、執着気質のほうがよろしいんじゃないかな。

●「うつ的防衛」に対する革命

熊木：今言われたように、うつ病にかぶるような感じの強迫性障害にルボックスが効くというのは、まったく同感です。実際、著効例もいくつかあります。
　それに対して、最近 1、2 年経験したことから使うようになったのは、ある種のサイコティックなものです。まあどう見てもサイコティックなんだけども、それが病的な部分で非常に固着しているというか、非常に頑強で身動きがとれない「とらわれ」のようなものに、ルボックスを先に投与すると、うまく解ける場合があります。それからあとでメジャートランキライザーが効く症例がいくつかありました。

神田橋：「躁的防衛」という言葉があるから、「うつ的防衛」という言葉をこさえたらどうかなあ。

兼本：ほどけすぎってこともあるかもしれませんね。私の患者さんではないけど、ほとんど症状が動かない感じがあった人だったのに、ルボックスで症状が少し動く感じが出たものだから、やっぱりやってみようと家族の同意も得て投与したところ、もう大混乱になっちゃったのをみました。ほどけたという感じだったのでしょうが、それでもうびっくりしてしまいました。
　だから、ほどけさせていいのかどうかは気になります。まあ、全然効かない人もいっぱいいるから、効かない人に関しては問題にならないでしょうけど。

神田橋：僕は「うつ的防衛」という言葉を、ジョークではなくて使ってるんです。若い学生の頃、稀にですが、結核の空洞に対して、固まっている症状を治すために、いっぺん放射線をかけて急性増悪させて、そうすると、わあっと結核の症状が花盛りになって、そしてまた抗結核薬の三者併用をやって治す、という治療がありました。今はもうそんなに結核がいないから、やらないと思いますけどね。
　そういう、生体の自然治癒というか、生体がなんとか平和共存を作ってしまうと、これは一部健康な働きがあるがゆえに、頑強なんですよね。動かないですよね。だから、これをたたいて先に進ませるというのは、まあ言ってみれば革命で

すよね。修正修理ばっかりやっていては駄目で、革命をしないとよくならん、という考えです。そうすると「うつ的防衛」という言葉がいいんじゃないかなあと思うなあ。

村上：これは又聞きの話なんだけど、先日、京都大学の松本（雅彦）先生と話をしてまして、ルボックスが強迫症状に効くという話で、躁的防衛という言葉を使われていましたね。あれは、患者を「ちょっと躁にしているだけにすぎないんじゃないか」と薬理関係の先生が言っていたそうです。

　もうひとつ言われているのが、強迫患者のアグレッション（攻撃性）ですね。あれは強迫症状でアグレッションが強く抑えられているので、ルボックスのような抑制を解除する薬を使うことで、そのアグレッションが露呈するってことはないんですか？

水谷：あります。アグレッションを感じる人には使いにくいなと、いつも感じます。

村上：やはり、そういう感じがあるんですか。

水谷：どんな病気かに限らず、どこかに向かったアグレッションならまだいいと思うのですけど、どこに向かうかわからないような、何か不満を爆発させたいというようなアグレッションが出てくることがあります。

村上：結構激しいアグレッションがありますからねえ。

●内側から湧いてくる情動への対処行動としての"強迫"

神田橋：強迫的な犬がいればルボックスの研究に適しているんですけど、そうはいきませんねえ。だから、強い強迫という状態は、人間という生物に特有なもののような気がします。それでも犬か猿にでも使ってみたら、強迫の何に効くのかわかるんだけどね。

　強迫は、言語によって修飾されている度合いがとても大きいような気がしますね。概念などによって修飾されています。「自閉症の同一性保持と強迫はどう違

うのか」というような言語の介在を引き出してしまう議論と同じような感じになります。まあ、実際はどうでしょうね、わからないけど。

熊木：昨日神田橋先生が「憂うつや不安という言葉をカルテに記載したら駄目だ、そういう雑な言葉を使っては駄目だ」とおっしゃっていました［42頁参照］が、強迫についても実は状態を小分けしないと、雑に使っては駄目だと思うんですよね。

神田橋：「あの人はきちんとした人だ」と言われている人に対しては、「いやきちんとしてるんじゃなくて、強迫なんじゃないの」とか言うことがありますね。

村上：先ほども言いましたが［161頁参照］、同じ被害妄想という言葉でも、「○○という被害妄想」というふうにして、記述のレベルを具体的な言葉で示すようにしています。
　よく言われることだけど、うつでも不安でも強迫でも、やはり「○○という種類の強迫」「○○という不安」というふうに具体的な表現で示さないとわからないですよね。

神田橋：強迫といえば、僕がよく行くガソリンスタンドでは、必ずこうして（キャップを開けるジェスチャーをして）、ガソリン入れて、入れたら「終了！」「よし！　閉めた！」とか言って、全部指さし確認するようにトレーニングされてますよ。誰でも同じように「よし！」「バルブ閉めた！　よし！」って。

村上：よく車掌がやってますよね。

神田橋：車掌もやってますね。だからやっぱり、強迫というものは、ある場面では有効なものなんですよね。何回もやると変だけど。

兼本：基本的に神経内科の診察は、強迫がないとできないと感じたことがあります。だから、ちょっと強迫性のある人のほうが、1番から12番のcranial nerve（脳神経）を、1、2、3、4……と絶対落とさずに全部診察できるのです。それを落とさずにやるのがいいのかどうかは別にして、強迫的なリストがあって、それ

に沿って行う診察ですよね。失語・失行・失認などの検査も、同じように強迫的だと思います。

今神田橋先生が言われたガソリンスタンドのトレーニングとも似ていて、ただバルブを閉めるかハンマーを持つかの違いですよね。

神田橋：同じですね。したがって、強迫の中には、今の先生の言った神経内科の診察と同じように、はっきりと対処行動という意味があるわけですよね。

そうすると、不安という言葉を使うべきではないという話をしましたが、不安のような何か不快な気分に対処するための行動、という側面があります。おそらく、診察の失敗やガソリンのコックの閉め忘れというような外側の問題に対する対処ではなくて、それと似たような何か内側から湧いてくる情動があると思うんですよね。なんか危機感のような情動があって、おそらくそれに対する対処行動だと思います。

危機感という情動に対する対処行動として生まれているのであれば、強迫に対して効くというよりも、何か危機感のようなものが生み出している情動興奮に効く薬を、というふうに考えると、薬を選ぶアイディアが出てきますね。強迫の犬を作って、犬を使った二重盲験法だってできますよね。それとも、強迫は人間だけにあるのでしょうか。

村上：自我親和的な何かに、外からチェックをかけるというようなものがあるんでしょうね。自分の原稿のミスなんか、何回読んでも見落としてしまいますもんね。別の人が読んでくれるとすぐに見つけられるのに、自分が読んでいると見落としますからね。

パキシル Paxil

一般名：パロキセチン paroxetine

SSRI。10〜40 mg 分 1〜3。

[この薬のもつさまざまな特徴]
- 非常に切れ味がよく、奏効した場合には別人のようにうつが消失することがある。"両刃の剣"という印象。（橋本）
- 抑うつ思考が際限なく続くような症例が、そこまで深く考えなくても済むようになり、サラサラとしてくる。強迫に伴う不安にもよく効く。（橋本）
- 異常に市場拡大しているが、漫然投与されている。（杉山）
- 投与幅が狭いので、処方の腕がなまる危険あり。（杉山）
- 性機能障害が看過されている。（杉山）
- 切れ味がよい。意欲の低下を改善はしない。（小川）
- 無理に気分を持ち上げている印象。（小川）
- ルボックスに似るが、あまり発揚させない薬である。しかし、患者が「アンテ・フェストゥム」体制にあるときは焦燥を強めてしまい、よくない。（水谷）

[投与上心がけていること]
- 副作用がルボックス・デプロメール、トレドミンに比べて多い（眠気、ふらつき、知覚異常、嘔吐など）。（橋本）
- 消化器症状。（藤田）
- 離脱。（藤田）
- 焦燥感が高まる。（藤田）
- パニック発作があっても統合失調症や躁病の可能性を感じるときには使わない。（水谷）

[他薬物との使い分け・色分けの違い]
- 不安、抑うつ気分が前景に立つ症例に使用。抑制症状が強い例はトレドミンを用いることが多い。（橋本）
- うつ病患者さんには第一選択。（小川）

・うつ病の第一選択としては用いないが、パニック障害があるときに用いる。（藤田）

●最後の1粒がやめられない

神田橋：僕はパキシルは嫌いでねえ。切れ味がよいとかなんとかで、異常に市場が拡大していて、漫然と投与されているのが嫌いな理由のひとつなんです。薬屋さんが太鼓をたたけば、医者がペンを持って踊るような感じがするんです。不愉快だ（笑）。

　もう少し「パキシルは○○に使う」というのが確立するまでは使いたくない、というのがもうひとつの理由。

　だけどそれはいくらか冗談で、本当の理由を言うと、パキシルは最後の1錠になってから、終わらんのですよね。そう思いません？　永遠にパキシル界の住人みたいになるんで本当に嫌いなの。

　一方、ルボックスはある時期に終わるんですよ。「じゃあこれで、あなたの治療は終わって、あとは漢方だけ服みましょうか」となるけど、パキシルは最後の1粒になって、もういいだろうと思ってやめると悪くなって、また1粒出して。パキシルを持続しないと、離脱症候群のような自律神経症状じゃなくて、明らかに根幹のうつが悪くなりますよね。

村上：「無理に気持ちを持ち上げている印象」という小川先生の指摘と共通するのでしょうか。

神田橋：ぬかるみみたいに「どこまで続く、パキシルぞ」という感じでねえ。僕はそれで嫌いなの。

水谷：やめて1週間くらいで悪くなることが非常に多い気がします。症例検討会のAさん［第2章］も、中止後1週間くらいで悪くなりました。

神田橋：効くのは早いですよね。どんな抗うつ薬よりも断然早いから、最初はちょっと使ってみたいと思うのだけど、できるだけ使わんのですよ。この早さゆえ

に、パキシルは見せかけだけよくなってる状態で、本質的にはよくならない薬だと思います。しかし、まあ効きますわな。たしかに効果という意味では有効だけど、うつ病とともに生きるようになるのかなあと思うと嫌いです。

　僕は漢方が好きなので、あんまり効きが早い薬はおそらく根本的な病態に効いてるんじゃないんだろうな、と思うことで納得しています。

●うつ遷延例には「失われた人生の回復」を

村上：だけど薬効って不思議ですね。抗うつ薬もセレネースも合わせて使いながら、はっきり病理がつかめないまま、中途半端な治療をしていた、うつ病圏だと思っていた患者さんがいて、今私が挑戦している新薬の1つであるパキシルを使ったんですね。そうしたら、本当にもう、表情までがらりと変わってよくなっちゃったんですよ。

　それがね、3、4ヵ月続いたものだから、これはパキシルが効いたんだからセレネースはいらないかなと思ってセレネースを外したら、またもとに戻って、悪くなってしまったんですよ。それで慌ててセレネースをもとに戻したら、またすっかりよくなりました[※]。

　薬の効き方って、どうなっているのかなあと思いましたよ。先ほどのリスパダールとルボックスの組み合わせのように、その前からずーっとセレネースを出していたんですよ。

神田橋：それでもうパキシルはやめちゃったんですか？

村上：いや、やめてない。

神田橋：やめてないでしょ。その2つの組み合わせでいいわけですよねえ。

村上：先生の話のように、パキシルをやめると駄目になるのかもしれませんね。

神田橋：僕は駄目になるんじゃないかなと思います。ただ、単極性のうつ病、メ

※　この患者も、その後良好な状態で経過している。

ジャーデプレッションが治る病気だというのは嘘だと近頃言われていますね。遷延例（難治例）というのは、どんどんどんどん増えてきて、悲惨ですよねえ。薬服みながら仕事して……。

兼本：でも、治っている人もだいぶいるんです。

神田橋：そりゃ、いることはいますよね。

兼本：この前、中断例の人も含めていろいろ電話で聞いてみました。いったん寛解した人だけを対象にして、とりあえず遷延例がどうなっているのか聞きました。すると150人くらいのうちで8割くらいは再発していませんでした。

神田橋：遷延例の研究には、遷延例の治療が書いてあるんじゃないかと思って、あちこちで調べたら、治療だけが書いてないですなあ。遷延する理由、どのくらい、どんな人が遷延する、といったことがいっぱい書いてあっても、治療は書いてないから、ああ治療はしないのだ、と思いました。治療が難しいとか精神療法が必要だとか書いてあるんですよねえ。

兼本：なかなかうまくいかない場合に、何かよいアイディアはありますか？

神田橋：先ほど熊木先生がおっしゃったけど、やっぱり何かを揺さぶらないと駄目ですよね。心理的ショック療法なのかな。まあ、ECT（電気けいれん療法）もひとつの方法ですが、何か揺さぶるといいですねえ。

　僕は、遷延例の人のかなりの割合に対して、「失われた人生の回復」という合い言葉を作りました。

　その患者さんが人生を（宙に指で右上がりに線を書きながら）こうたどってくるまでに、こっちに行こうと思ったけど、いろんな事情でやめてこっちに歩いてきた。この延長上に行っていれば、別な人生があったはずなんですね。

　そのあらかじめ失われている人生は、一時的にせよそこを志向したことの中に、本人の資質が発露するチャンスがあったのかもしれない、という仮説を本人と話して、「じゃあこの延長線上に描くことができたであろう人生を、今の生活の中に何か似たようなもので作れないか」と考えます。

すると、かなりの遷延例の人はよくなりましたね。よくなることとは医療から離れることだと僕は思います。つまり、その人たちはよくなって医療から離れることができました。

いつも引用するから、皆さん聞いたことがあるかもしれないけど、18、19歳の頃、横浜で賭玉を打ってチンピラみたいなことをしていた人が一念発起して改心し、また大学に行って、そして公務員になって、福岡で係長か何かになって、それからうつ病になったんですよね。それで西園先生が一所懸命治療したけど、全然治らなかった。

「あんた、人生で一番輝いていたときはどこにいたの？」と聞くと、「横浜で賭玉打ってたときが一番輝いてた」と言う。今は課長さんで子どももいて、いいお父さんなので、賭玉は難しい。だけど、麻雀が好きだと言うから、「賭麻雀しなさい」と勧めて、賭麻雀をさせたの。賭麻雀を徹夜でやると役所を休むでしょ。休んだら、麻雀仲間にいたお医者さんに「風邪」とかいって偽の診断書を書いてもらって、持っていって休んで……というようにさせた。そういう少しこの世のルールから外れたことをさせたら、この人はみるみるよくなって、1年もかからず治りました。

その人の中で失われた、素質が開花するのが途中で頓挫したものを探して、今の生活の中に組み込むと、治る例はかなりありますよ。ちょっと思い出すだけでも、遷延例で10人くらいありますね。

兼本：年齢が高い人でも若い人でも同じですか？　今話していただいた症例の人くらいの年齢だと、とても共感するのですが、もっと年齢が高い人でも同じですか？

神田橋：同じだと思います。一番高齢の人は、この間90いくつで亡くなりましたけど、その人がたしか70歳くらいでしたね。全然治らなかったから、西園先生からその人を僕が引き継いで、西園先生は福岡大学の教授になった。その人もしょっちゅう首をつったり、川にはまったりする人でした。

18歳で家督を継いで、借金だけを相続したのだけど、せっせせっせと働いて、少しずつ少しずつお金を貯めて、農家なので田んぼや畑を買いました。そして子どもたちを育ててこられたら、突然の土地ブームでそのあたりの地価がものすごく上がりました。何億という財産になって、億万長者になったので、子ども

たちは皆、ビル業やら不動産業になって、お父さんが買ったその土地にばーっとビルを建てた。土地は全部お父さんが持っているので、お父さんは何もしなくてもお金がごろごろ入ってくるようになって、それでうつ病になって、しょうちゅう首をつったりしていました。

「あなたは農業やりたいんだから、農業をやらないかん。農業しなさい」と言ったら、坪100万円くらいする土地の少し空いたところを畑にして、大根を作って、近所に持っていく。「あそこにビルを建てるつもりだったのに、お父さんが大根やら作って困った」と息子が言ってくるから、「まあ首をつるよりいいがね」と説得して作らせ続けた。

そしたら、だんだん元気になって、ものすごいことが起こったんです。その隣にまだ空いた土地があって、そこは自分の土地じゃなかったんですが、そこにビルが建つ話が持ち上がった。そうしたら「自分の畑に日が当たらんから」という理由で、実印は全部持っていますから、自分の土地や建物を担保にして、1億くらいお金を借りてきて、そこを全部買い占めて、ビルが建たないようにしたんですよ。子どもたちは参っていたけどなあ。それで毎日畑で人参と大根を作って、90いくつで亡くなられた。たいしたもんでしたよ。

おかげで僕は、福岡に家を建てるときには、そこの息子さんたちが土地探しなどいろいろしてくれた。今でも付き合いがあるけどね。

その人の人生の根幹が失われたらいかんですよ。これは絶対だと宣言します。何回も川に飛び込んだり、もう大変だったんだ。西園先生も参っていた。まだほかにもいっぱいありますよ。

簡単なんです、少しでも「我がママ」ということを思い浮かべさせて、「我がママ」に生きればどうなるのかっていうことを一緒に考えていくとね、遷延うつ病は治るんです。それが精神療法です。

ドグマチール Dogmatyl、ミラドール Miradol、アビリット Abilit

一般名：スルピリド sulpiride

ベンザミド系抗精神病薬。50〜150 mg 分 3 で抗うつ作用、1200 mg で抗精神病作用。

[この薬のもつさまざまな特徴]
- 心気的な訴えの多い中高年例に奏効した経験が多い。（橋本）
- 中高年層の女性の軽うつに有用。（杉山）
- 種々の症状の出はじめや出だしでくすぶっている状態に効果がある。（藤田）
- 気持ちよくなくなる。一方、ドグマチール、リーゼの組み合わせで処方すると、患者さんから「よくなった」と感謝されたことがある。ほかの抗うつ薬では感謝されることはほとんどない。（大槻）
- 食欲はもちろん、意欲を改善する感じがする。（小川）
- 服みやすそうな印象。（小川）
- 視床下部のホルモンなど、生理的な部分に働きかけ、生体の基本的なエネルギーを向上させるのに役立つ。がん患者の食欲不振に対して有効。（水谷）

[投与上心がけていること]
- 内分泌異常をきたしやすいため、若年例には使いにくい。（橋本）
- 老人で錐体外路症状を引き起こしやすい。（水谷）

[他薬物との使い分け・色分けの違い]
- うつ症状に対しては、食欲不振をとくに訴える人に使用。（藤田）
- 精神病症状に対しては、ほかの薬剤がきつい、重いと感じる人に使用。（藤田）
- とりあえず出しておける便利な薬。（小川）
- 陰性症状と幻覚が並存する慢性期に高容量（1000 mg 以上）で使用して幻覚が消失することがある。そのような場合、まずはジプレキサを第一選択とし、第二としてドグマチールがよい印象。（水谷）

●がんやステロイド使用による食欲不振に効果的

神田橋：ドグマチールは皆よく使っているよなあ。「ほかの抗うつ薬では感謝されることがない」けど、この薬だと感謝されるのか。
　「がん患者の食欲不振に対して有効」ですか。まあ一時的だろうけどねえ。

水谷：緩和ケアにかかわっているのですけど、ステロイドで食欲不振や倦怠感が出てきたときに使います。やっぱりステロイドが非常に効果的な時期がありますし、ドグマチールも一時的でも食欲不振に効果的です。これらをどのタイミングで使っていくのかがいつも議論になっています。

神田橋：ただね、食欲がなくなって悪液質[※1]になるのは、自然治癒力の表れだと、中井先生が言ってましたよ。栄養が足りなくなることに対して、がんのほうが弱いんだ。がんは贅沢細胞で兵糧攻めに弱いとか、断食療法のほうがいいのだという話があります。これは、中井先生以外も言ってます。

水谷：ターミナルステージに入り、がん組織に対する抗病反応としての発熱、発汗や疼痛などの症状が弱まったあとの段階で、一時的ですが、ドグマチールが効果を発揮する印象です。

神田橋：アーユルベーダ[※2]では、がんには断食療法です。がんには兵糧攻めが効くという意味ではないようですが。経験的なものかな。食べ物がなかったことが多い国だから、食べ物がなかったがんの人のほうが長く生きたという経験があるのかもしれない。食べるものがないのは、がんにはいいみたいですね。

● 1000 mg 以上で慢性期統合失調症の幻覚消失

村上：「陰性症状と幻覚が並存する慢性期に高容量（1000 mg 以上）で使用して

※1　がんなどにより生じる栄養失調に基づく病的な全身の衰弱状態のこと。全身衰弱、るいそう、眼瞼や下腿の浮腫、貧血による皮膚蒼白などの症状がみられる。
※2　医学、生命科学、哲学などを内包するインドの伝統的な学問。

幻覚が消失することがある」というのは、統合失調症に、ということですよね。この線までもっていった動機というか、手応えがあったんですか？

水谷：実は、僕ではなくて研修医時代にオーベンの先生が診ておられた女性の症例で、ちょっと詳細を覚えていないのですが、オーベンの先生が1200 mgまで使われました。たしか強迫症状からはじまって、20年来くらいの病状がありました。陰性症状と書きましたが、抑うつ的な症状があって、他人が自分の体の中に入ってくるという幻覚体験もあったと思います。背景になんらかの外傷体験などがあったのかもしれません。

その幻覚体験と抑うつ気分も、ドグマチール1200 mg出したところで、すこんと抜けてしまって、20年来のそういった病的体験がなくなったんです。しかし患者さんは、その体験がなくなってしばらくしてから、寂しいともおっしゃいました。

神田橋：20年くらい前だと思いますが、ドグマチールの大量療法の治験をしていた時期がありました。たくさん使ってみると、副作用はなくて、統合失調症にも効くと言っていたことがありました。しかし今はあんまり大量に使う人はいないねえ。

水谷：先ほどの症例では、1500 mgまでいったかもしれません。

神田橋：たしか薬屋さんが、800 mg以上、1000 mg前後使うと効くと言って資料を持ってきたことがありますよ。「こんなによくなりましたから、先生使ってください」と言ってました。

水谷：自分でも真似て何回かやってみたんですけど、多少効く症例はあっても、それほどすっかりよくなることはないですね。

●迷ったときにとりあえず出せる

神田橋：僕は若い人たちには、迷ったときはとりあえずドグマチールを出して、またゆっくり考えなさいと教えています。

兼本：診断がつかないとき、座持ちのいい薬ですよね。次に来てもらうときに、中腰で出す薬だと思います。

神田橋：とりあえず出して、考えて……というのがいいです。

兼本：ドグマチールでとても効く人もいて、中腰で出していても、それで元気になる人もいます。

神田橋：そうそう、それが本治療になることがあるんですよねえ。わけわからん薬です。
　エビリファイも第二のドグマチールではないかと言う人がいますね。なんかわけわからないけど、わからないときはともかく使ってみれば、たまには効くという感じでしょうか。

熊木：エビリファイは、吐き気が出る場合があると思います。私も試服したのですけど、個人的にはすごい吐き気でした。しかしドグマチールで吐き気というのはまず聞かないです。

神田橋：聞かないですよねえ。その薬理的な意味では、焦点があんまりはっきりしないという意味でしょうが、ターゲットがはっきりしないんです。まあしかし、なくてはならない薬です。
　僕は、ほとんど100 mg以上は使いません。50 mgしか使わないことが多いですけど、外来診療ではなくてはならないです。一番多いのは、やはり杉山先生の「中高年層の女性の軽うつ」の症例ですね。橋本先生の「心気的な訴えの多い中高年例」にもこのドグマチールがないと困ります。

兼本：これを出して効かない人はたくさんいるけど、悪くなる人はいないですよね。ほかの薬は悪くなる人もいるけど、ドグマチールではあんまり悪くならないですね。

神田橋：問題になってくるのはプロラクチン（乳腺刺激ホルモン）の問題だけですよねえ。

兼本：それをちゃんと事前に「こういうふうになりますよ」と伝えておけば、なんとかなります。

水谷：精神症状が悪くなる人がいないってことですか。

兼本：案外効くことが多いわりには、めずらしい薬ですよね。

●半夏厚朴湯・半夏瀉心湯と近い薬

神田橋：水谷先生の「老人で錐体外路症状」というのはありますよねえ。内科から回されてきますよ。内科の先生の中にはドグマチールを向精神薬だと認識していない人がいて、「なんか変になりました」とか言って回してきますね。

兼本：やっぱり、とくに高齢の人には、漫然と出してはいけないんでしょうね。
　それから、それには150 mgくらいで出していると悪性症状もありますから、年配の方には30 mgの粉がよいこともあります。

熊木：個人的には漢方の半夏厚朴湯と近い印象を受けます。

神田橋：なるほどねえ。僕は半夏瀉心湯を精神薬として使うことが結構ありますので、先生のおっしゃる通りだと思います。半夏瀉心湯を胃薬として考えるよりは、消化器症状の出るストレス状態に効く薬として使うと非常によいですね。
　あとは僕がよく使うのが、逆流性食道炎で、夕食後と寝る前に服ませます。半夏瀉心湯はそんな使い方があると思いますね。ほかの薬は全部やめて、半夏瀉心湯だけで維持している双極性障害の方は何人かいます。何かプレッシャーによって波が動きはじめる、大きく動きはじめる人にいいですね。半夏瀉心湯を出しておくと、もちろん波があって「うつですわあ」と言うときもあるけれど、薬を服むほどではない。
　僕は半夏瀉心湯がかなり有効な向精神薬だと思ってます。その意味で、ドグマチールと非常に使い勝手が似ていると思います。

> # アモキサン Amoxan
>
> 一般名：アモキサピン amoxapine
>
> 第二世代の三環系抗うつ薬。50〜150 mg 分 1〜3。

[この薬のもつさまざまな特徴]
・体感異常を伴う症例（排尿へのこだわり、体感幻覚）に使用。（橋本）
・食欲増進作用が強い。（橋本）
・かつては比較的速効性があると感じていたが、この頃ほとんど処方せず。単に SSRI の陰に隠れただけだと思う。（杉山）
・メジャートランキライザーに近い印象。（藤田）
・やる気が出る。（大槻）
・即効性、切れ味がよい、効果の安定性。（小川）
・制止症状の強いうつ病に対し、発動性を向上させる力が強い。（水谷）

[投与上心がけていること]
・双極性障害の要素が少しでも感じられる患者には基本的には使わない。（水谷）

[他薬物との使い分け・色分けの違い]
・三環系の中では第一選択。（小川）
・制止が主で少し焦燥感が混じればトフラニール、強迫など神経症的な病歴の人にはアナフラニールを使用。（水谷）

●筋肉の協調運動の滑らかさ

神田橋：藤田先生の「メジャートランキライザーに近い」というのが、ちょっとわからないのですけど。

藤田：うつ病に精神病症状がかぶさっている例や、とくにコタール症候群に劇的に効くなあというイメージをもっていて、そういう意味ではメジャートランキラ

イザーにすごく近いと思います。

兼本：制止というか、やる気がない人に、出足が早いように思います。

神田橋：躁転させる危険が高いでしょ。だから僕は、遷延性の双極性障害のうつで固まってしまった人に使うのですよ。「ちょっと躁転しようね」「いつまでも鍋底みたいなことじゃつらいね」とか「躁転したらまたそのとき考えることにして」と言って使うと喜ばれますよ。躁転して、また急いでやめて……。

兼本：たぶん効くタイミングが絶妙なんでしょうね。湿った薪に火をつける感じだから、火がついたところで早く引かないと、大火事になっちゃう。

神田橋：抗うつ薬の効き目について皆わかってないと思うけど、本人の自覚で抗うつ薬が効いたと思うのは、かなり遅いんです。

　指標として一番シャープなのは、これはいつも若い人に言っているのだけど、体の向きを変えるときの全体の筋肉のコーディネーションがよくなるんです。それは、なぜ気がついたかというと、アナフラニールの点滴をするためにベッドにあがるときと、点滴が終わってベッドから降りるときの、体の全体の筋肉の協調運動の滑らかさに違いを感じたからです。

　「ああこれはアナフラニールが効いてるからだ」と言って本人に聞いても、「さあ、どうでしょうか」となります。だから日常の診療では、患者さんが入ってきて、入口で体の向きを変えるその瞬間に、効いている人は健康な動きになることから判断できます。

　それからその次は、声のトーンがモノトーンだったものから感情の表出のあるトーンに変わる。そしてとくに、内容に伴って、いやなことを言うときはつらそうな声になる。それが出ればもう効いてるんです。躁転が現れるのは、やっぱりその4、5日後になりますから、早めに引いておけば大丈夫だと思います。なんで抗うつ薬は1、2週間しないと効かんと言うのかなあと思います。2〜3日ですぐわかりますよ。

　さらに、もっと大ざっぱなところで言うと、抗うつ薬が効いてくると、歩いてくるときの歩幅が広くなります。筋肉運動の、筋肉の反応性に早く出てきて、自覚的な気分の変化はちょっと遅れて出てくるようです。

●パキシルとリタリンとのグラデーション

熊木：発動性の上昇など、「感情を抑制できなくて爆発しちゃう」から、抗うつ薬のパキシルを抗不安薬として使うのは難しいのでは、という話はありましたよね。

その話に次いで、パキシルとよく似たタイプの発動性が上がる抗うつ薬というのは、私個人の感覚ですが、今まで使ってきた抗うつ薬の中でかなり注意してみているのが、パキシルとアモキサンです。

今あまりアモキサンを使う人がいないので問題にはならないですが、パキシルよりアモキサンのほうが、さらに危ない印象があります。

どちらも服み心地がいいので、これは言い方に問題があるかもしれませんが、自分の中でグラデーションがあって、パキシル＜アモキサン＜リタリン＜覚せい剤というようなラインがあるように感じますが、いかがでしょうか。

神田橋：僕はリタリン嫌いで、使わないからわからないですけど、リタリンってやっぱり効くのですか。

熊木：私もめったに使わないのですが、使われた人を何人か引き受けたことがあって、それを抜いた結果で、逆にリタリンの効果というのを抽出したのです。その官能的評価ですと、アモキサンのさらに強力なものという位置づけかと思いました。

神田橋：僕はね、治療というものは、治療不要の方向へ向けてするものだろうと思っています。けれど、どうもリタリンはそうでないような気がするんですよね。

リタリンを服みはじめた人は、ずーっと服んでますでしょ？　だから嫌いなんですよね。使わないの。

やっぱりね、患者さんが、いつかここに来なくなる日、いつもその日を目指して治療しようね、という姿勢をつねにもっています。

とくに今それを強調しておきたいのは、全国から患者さんが相談にみえて、一応こういう治療方針にしようと決めて紹介しようとしても、あっちこっちのクリ

ニックは満杯で、「もう新しい患者さんはとても引き受けられません」と言われるんですよね。そうすると、どんどんクリニックを作らないと駄目なんだ。

　今どんどん増えているからいいけど、来なくなった人は皆どこかへ行っていて、ただ回っているだけで……大変だなあと思っています。僕は月に4、5人は「あなたの治療はこれで終わりました。また何かあったらいらっしゃい」と言って終わるの。

　「あなたの治療は終了しました」というときは、気持ちがいいよ。内科医なんか、皆それができているのになあ。

　僕の診療はもうめちゃくちゃなんですよ（笑）。まず新患が来たとき、たいてい他所にかかっている人だから、第一声がほかの人と違うの。「副作用が出ていますね」とか「今服んでいる薬を見せてください」とかいうのが、たいてい最初の発言なんです。

トレドミン Toledomin

一般名：ミルナシプラン milnacipran

SNRI。50〜100 mg 分 1〜3。

[この薬のもつさまざまな特徴]
・パキシルと違い、奏効するときもはっきりとは効果を感じにくい。徐々に改善していく。副作用は抗うつ薬の中では少ない。（橋本）
・ほかの SSRI と大同小異。（杉山）
・第四世代の薬剤の中ではレンジも広く使いやすいと感じる。（藤田）
・切れ味はパキシルほどではない。（小川）
・不安障害には効かなさそう。（小川）
・抗うつ薬の中で、最も即効性に発動性を高めやすい。焦燥感の悪化も生じやすい。（水谷）
・疼痛緩和作用が宣伝されており、たしかにそれはあるようだが、抑うつ状態のがん患者でも焦燥感が高まることがあり、緩和ケア場面でも病前性格などを考慮して投与している。（水谷）

[投与上心がけていること]
・男性の排尿困難が出やすい。（橋本）
・消化器症状。（藤田）
・もともと攻撃性の強い人には出しにくい。発揚気質のアルコール依存症者が好む傾向があるが、家族や近隣に暴力的になることがある（それでいて、こちらは躁転とも気づかず、のちに周囲から問題行動を知らされる）。メランコリー型ではこのような問題はないが、いくら高容量にしても水を飲んでいるかのようにまったく効かないことも多く、医療経済的にも疑問に感じることが多い薬でもある。（水谷）

[他薬物との使い分け・色分けの違い]
・抑制症状が目立つ症例に用いることが多い。（橋本）
・意欲低下が強い患者さんに使う。（小川）

・神経症性抑うつにおいても、爆発的な攻撃性ではなく、本人の病前性格に沿った攻撃性が発露されているようなら、投与しても問題ないよう。(水谷)

●疼痛緩和作用について

神田橋：水谷先生、トレドミンでは疼痛緩和作用が言われているのですか？

水谷：アメリカで疼痛緩和の適用をとっているらしく、総合病院におりましたので、しきりに「疼痛緩和に使ってください」と説明に来られますね。

神田橋：だから昔トリプタノールを使っていたのを、トレドミンに変えていくようになっているんですね。トレドミンのほうが副作用がないでしょうしね。

水谷：そうですね。でも、がん患者さんでも焦燥感が強くなることがあって、少し使いにくいかなあと思っているところです。
　ただ、がんの方は焦燥感が結構出やすいので、どっちかと言えばリウマチなどの疼痛緩和で喜ばれることがあります。あと、薬物相互作用がないので、ほかのいろんな薬を服んでる方には非常に使いやすいです。

熊木：疼痛緩和について言えば、別にトレドミンに限らず、抗うつ薬でもメジャートランキライザーでも、非常に効果があるんじゃないでしょうか。
　ひとつ例に挙げると、かなりの量の薬を服用している統合失調症の患者さんが精神病院の中にたくさんいらっしゃるのですが、そういう方は痛みの訴えがとても鈍いように感じます。たとえば転んで頭を打ってぱっくり頭が割れちゃって縫わなくてはならないというときに、麻酔なしで何針か縫ったとしても、全然痛がられないのですね。あるいはがんの発見がすごく遅れるようなこともあります。
　それはトランキライザーにものすごく鎮痛作用があるからです。痛いと言われた頃には、相当ひどい状態になっていることがあります。そういう意味では、トレドミンに限らないのでは、という気がします。

水谷：統合失調症の患者さんは、薬のない時代にも、痛みに対して強かったので

はないかと思います。

神田橋：疎通性が改善されたら危ないんですよね。それは昔、皆によく教えていました。疎通性が改善されたら、命にかかわる病気が起ころうとしてるんです。

● くせがない、やめやすい……けれどつかみにくい

熊木：なんだかトレドミンは、マイルドパキシルのように感じます。橋本先生、小川先生の官能的評価でも、同様のことが書かれているのだと思います。
　トレドミンの個性というのは何かありますでしょうか。その、マイルドパキシルではない個性というものはあるのでしょうか？

神田橋：トレドミンは僕はあんまり使用経験がありません。薬は置いてあるけど、合う人に出会いませんので、使用経験が少ないです。

橋本：今、マイルドなパキシルとおっしゃられたのですけど、僕は個人的には、薬の方向性は違うように感じています。
　使い分けのところで、抑制症状と書いたと思うのですけど、どちらかというと身体のほうも含めてエネルギーが出てくる感じで効いてくる印象をもっています。パキシルの場合はもう少し精神的な要素に働きかける印象があります。

水谷：私も橋本先生に同感です。私の感覚では、どちらかといったら、トレドミンはパキシルというよりもドグマチールに近いのかなと感じます。
　処方後の変化が完全には読めないところがありまして、わりと密に診察しているのに、躁転と気づかなくて、問題行動が出ていたことがありました。たとえば家に火をつけた、放火した、といったことです。
　あとは、うつ病の方で、いくら100 mg、125 mgと服んでも、まったく効かない、しかし副作用も出ない、という方もいらっしゃいます。これはどうしてなのかわかりません。つかみにくい薬ですね。

兼本：効く人には効くと思います。それから、やめやすい、つまりやめるときに抵抗感がある人はほとんどいません。

少し鼓動が早くなることがあり、また、発汗が多いので、夏場は結構しんどがる人がいます。一番最初あたりに消化器症状で吐き気が出なければ、そのあとは頻脈と発汗のことに気を配りますね。

　それ以外では、たしかに相互作用がないから、いろんな薬を服んでいる人にも使いやすいです。パキシルほど、急に何かが変わる、という印象は僕にはあまりありません。橋本先生が「効果を感じにくい」と書いておられるように、急に何かが変わる、何かの加減ですごく激しく変わってしまうという印象はあまりなくて、比較的くせがない。

　アモキサンほど早く効かない、アモキサンほどキレはよくない、けれどアモキサンほど喉は乾かないし、立ちくらみも起きない、そういった感じでしょうか。

> # デジレル Desyrel、レスリン Reslin
>
> 一般名:トラゾドン trazodone
>
> 抗うつ薬。75〜200 mg 分 1〜3。

[この薬のもつさまざまな特徴]
- マイルドで一定の抗うつ作用はあるので、付加時にも使いやすい。(杉山)
- 重みが心地よいと感じることができる症例には、睡眠効果もねらえ一石二鳥。(藤田)
- 眠気が強く「睡眠剤代わり」と言われるが、入院するほどのうつ病患者の睡眠を改善することはあまりない印象。(大槻)
- 服みやすそうで服みにくそう。翌朝かなり残ってしまう様子。うつ症状そのものはあまり改善していない。(小川)
- 抗うつ薬の中では鎮静作用が強く、感覚的には MARTA に分類したくなる(「schizo-affective disorder 治療薬」といった分類があるなら MARTA とともに入れたい)。(水谷)

[投与上心がけていること]
- 「寂しくてつらいけど、考えても仕方ないから眠っておきたい」心境の患者さんの眠前投与によい。摂食障害の回復過程で一時的に使用して奏功した例がいくつかある。(水谷)

[他薬物との使い分け・色分けの違い]
- 単剤での使用はほどんどない。主にうつに伴う不眠傾向に対して睡眠薬と併用することがほとんど。(橋本)
- 焦燥感の強いものには好んで使う。(藤田)
- ほぼ眠剤として使っている。(小川)
- 「コントミン＞MARTA・テトラミド＞デジレル＞ルジオミールや三環系」の順で、統合失調症からうつ病に至る領域の薬の使い分けを頭に置いている。(水谷)

●抗うつ薬より MARTA に分類したくなる薬

熊木：水谷先生の書かれている「グラデーション」というのが非常に面白いなと思いました。「コントミン＞ MARTA・テトラミド＞デジレル＞ルジオミールや三環系」というグラデーションについて、水谷先生の官能的評価を交えて解説していただけますか。

水谷：そんな大それたことはなくて、もう本当にあらっぽく鎮静から賦活という流れで書いてみました。鎮静を期待するならコントミン、賦活作用を期待するなら三環系、といったおおまかなグラデーションです。
　デジレルは抗うつ薬という感じがあまりしません。一緒に働いていたドクターもそう言ってました。なんだか MARTA に入れたくなるような薬だと思うのです。

熊木：パキシル、アモキサンはこの軸に入ってくるのでしょうか。それとも全然別の軸なのでしょうか？

水谷：アモキサンは三環系なのでそこに入りますけど、パキシルはなんとも言えないところがあります。

熊木：個人的には、アモキサンはほかの三環系とかなり違う印象ですね。あれほど極端な賦活作用は、ほかの薬剤にはないと思います。服み心地も重たくないんですね。まあ、喉が渇くなど付随するいろんな副作用はありますが、重たい感じは全然ないので、そういう意味では、ここで言われる三環系はアモキサンを除く三環系かな、と思っていました。

水谷：そう言われてみればそうなのかもしれません。

兼本：ルジオミールはどうですか？　ルジオミールもそんなに重たくない感じがしますが。

熊木：眠いと言う人が多いですね。この延長線上には、やはりアモキサンやパキシルはないですよね。きっと違う軸なんですよね。

神田橋：鎮静作用が強いんですか。焦燥感が強い人に僕は好んで使っています。

熊木：ここに並んでいる薬、コントミンとかテトラミド、デジレル、ルジオミール、三環系のトフラニールやアナフラニールは、服んだら皆がとにかく眠いと言う薬ですよね。そういうラインの中でのグラデーションですかね。

水谷：ルジオミールも少量を夕方か寝る前に出せば、朝残ってつらいと言われることはあまりないですね。

熊木：人によるような気がするんですよね。10 mgのルジオミールでも、眠い人はとことん眠い。
　神田橋先生にお聞きしたいのですけど、なぜかこの人にとってはすごく眠い、この人にとっては眠くない、そのあたりの区別はされていますか。

神田橋：いや、全然わかりません。

熊木：そこが、不思議なんですよね。

神田橋：僕自身は何を服んでも眠いですよ。風邪薬でも眠いし、胃薬でも眠い、何を服んでも眠い。漢方以外服めないですね。何にも服まんでも眠いし。本当に、眠いというのはわかりません。

熊木：面白いですね。このグラデーションは、なるほどなと思いました。

●心身の抑制・鎮静に効く

神田橋：デジレルを焦燥感の強い症例に鎮静作用という面で使ってみよう。そういう目で見たことがなかった。

熊木：「焦燥感の強いものに使う」と書かれている件で藤田先生にお聞きします。焦燥感の強いものに使うのは難しいのかなと思ったのですが、これはうまくいくのでしょうか？

藤田：焦燥感の強いうつに何を使うかはいつも悩むのですが、新しい世代のものだとかえって焦燥感を強くすることがあるし、結局デジレルを夕方寝前に100 mg・100 mgくらいで落ち着くことが多いです。どうでしょうか。
　では逆に、何を使われることが多いですか？

熊木：実はデジレルはあまり使っていません。最初に患者さんにちょっと使って、あんまりよい印象をもてなかったんです。
　さらに個人的にも服んでみたところ、アカシジアが起きたんですね。それからもう懲りちゃって、ほかの人にもなかなか使えなくなってしまった、という個人的な事情があるのです。それだけのことです、ひょっとしたらいいのかもしれないなとも思います。

藤田：官能的評価について考えると、気持ちの面でも身体の面にも、わりと抑制や鎮静がかかるような印象を受けていて、そういう面で私自身は使いやすいなと感じます。

熊木：焦燥感にデジレルはたぶん効くのかなって気もしますけど、トリプタノールを昔はよく使っていました。今はあまり使わないですが。

水谷：トリプタノールを寝る前に使うと、眠りにくいんじゃないですか？

熊木：あんまり気持ちのいいものじゃないですね。これは中井先生が言われたと思うのですが、「グリセリンに漬けられたような感じ」とおっしゃってましたね。なんだかすごく気持ちの悪い感じがするというお話で、それはなるほどなあって思いました。

テトラミド Tetramide

一般名：ミアンセリン mianserin

四環系抗うつ薬。30 mg 分 3。

[この薬のもつさまざまな特徴]
- 睡眠薬のみでコントロールできない不眠に対して用いるが、効果は個人差が大きい。反応例ではデジレル・レスリンに比べ過鎮静となりやすい。（橋本）
- レスリンと似ているが、より鎮静作用はある印象。（杉山）
- 日中投与には不向きかもしれない。（杉山）
- 眠気の強さから、熟睡を補うための薬として夕方に出すことが多い。（大槻）
- せん妄や、うつのメジャートランキライザーによる嚥下障害に使用することもある。（大槻）
- 抗うつ効果はそれほど強くないと思う。（大槻）
- ほぼ眠剤として使用。寝心地もよさそう。服み心地も悪くなさそう。（小川）

● 「今までないくらい気持ちのいい眠り」

神田橋：お年寄りの不眠に、半錠使うことがあります。

熊木：10 mg の半錠ですか？

神田橋：ええ、そうです。せん妄のような問題のない単純不眠の人に使います。ベンゾジアゼピンだと転んだらよくないなと思って、入院している人にテトラミドを使うことがあります。それから、テトラミドは眠いので原則として昼間は使いません。杉山先生、大槻先生が書いているように、僕も日中投与は難しいと思います。あまり使いません。
　メジャーデプレッションでイライラする人に使っている例が 1 例あります。

レボトミンを使っていた人に、テトラミドを処方したらレボトミンがいらなくなってよかったと思っています。あとは全部寝る前の処方です。

杉山：せん妄に対するテトラミドは、本当のところ効果はどうなんでしょう？

大槻：たぶんメジャートランキライザーを使う場合がほとんどだと思うのですけど、抗うつ薬では眠気があって、三環系だとせん妄を助長してしまうことがあるので、抗うつ薬でコントロールしたいときに使います。
　うつ病の亜昏迷のような状態にせん妄が乗っかっているときにメジャートランキライザーを使って、高齢で嚥下障害が出てしまい使いにくくなったときにテトラミドを使うような感じですね。

杉山：純然たる、その認知症のせん妄ではなく、ですね。

大槻：ただ、せん妄で嚥下障害が出てしまう人がいますよね。メジャートランキライザーを使って、それで誤嚥性肺炎を併発してしまうことがあります。一応治ってまたせん妄が出てきたときには、テトラミドを試してみます。それでコントロールできるかというと、ちょっと難しいのですけど。

熊木：この薬は、なんだか異様に眠い薬ですよね。

神田橋：眠いみたいですよね。

熊木：試服してみたこともあるんですけど、10 mg 1錠で、翌日立てないくらい眠かったですね。しばらく続けて 10 mg 錠を服んでみたんですけど、そしたら全然眠くなくなりました。20 mg でも大丈夫になって、さらに1週間くらい試してみました。酵素誘導※なのか理屈はわからないですけど、ともかくはじめの眠気はどこにいったんだろうというくらい、なんともなくなってしまった経験があります。
　また以前、「今までないくらい気持ちのいい眠りにつけた」と何人かの患者さ

※　一度体内に入った物質を処理するため、それに応じた酵素が肝臓で増産されること。

んから言われたことがあるのですけど、その感覚というのがちょっとわかった感じがしました。非常に自然で、こんなに感じのいい眠りがあるのか、と思ったものでした。まあベンゾジアゼピンなどで体感するのと全然違う眠気なので、それでわりと好んで、私自身も入眠薬として使うことがあります。

「最初びっくりするくらい眠いかもよ」と言っておかないと、あまりの眠気に本当にびっくりしてやめちゃう人がいるくらいです。最初だけですけどね。

●双極性障害のうつ状態にはデプロメールとテトラミド

小川：昨日の症例検討会のAさん［第2章］の話に戻りますが、「まもなく日中の眠気の訴えが強まり、コントミンをテトラミドに置き換えていった」というところについて、テトラミドもそれなりに眠気がくると思うのですが、どうしてテトラミドに変えていったのか教えてください。

水谷：実はこれは、私も迷っているところでした。たしかにテトラミドで非常に眠たくなると訴える方は多いのですけど、量をちょっと加減して使える方もいました。前の量がコントミン 50 mg でしたので、テトラミド 30 mg くらいだったら、眠気が少なくなるという方がほかにも少なくなかったので、その程度のことでして……すみません。あまり深い考えはありませんでした。

このあたりは、皆さんの官能的評価をお聞きしたいなと思います。先ほど申しましたように、パキシルは病状を不安定にさせるような印象をもっているのですが、自分としてはテトラミドにはあまりそのような感じはありません。テトラミドは、セロクエルなどに近いのではないかな、という感覚をもっております。皆さんとの感覚の違いをお聞きしたいと思います。

神田橋：僕もテトラミドは同じような感じがしますね。僕は双極性障害のうつ状態では、デプロメールとテトラミドの2つを双璧みたいに使います。

水谷：たしかにパキシルよりデプロメールのほうが害がないかな、というふうには思います。わかりませんけど、パキシルは相当たくさん出てますのでね。

> # ルジオミール Ludiomil
>
> 一般名：マプロチリン maprotiline
>
> 四環系抗うつ薬。25〜75 mg 分 1〜3。

[この薬のもつさまざまな特徴]
- 最近処方していないが、眠気、頭がぼーっとすると言う人が案外いるかもしれない。（杉山）
- 児童〜思春期のうつには、使えない薬が多いため、この薬を試している。（大槻）
- 慢性的に経過しているうつ病の患者さんに追加すると意外に効く印象。反面、はじめて抗うつ薬を内服する患者さんには服み心地は悪そう。（小川）
- 抑うつ気分の緩和にすぐれる。対象症状は軽症から重症まで、投与量は少量（5 mg）から大量（150 mg）まで、広い幅をもって調整できる薬。老人に使いやすい。（水谷）

[投与上心がけていること]
- 初発の患者さんには出さない。（小川）
- 寂しさからナースコールを頻回にする老人によい。（水谷）

[他薬物との使い分け・色分けの違い]
- 慢性うつ病の患者さんに処方する。（小川）
- 焦燥が目立てばテトラミドやデジレルを使う。（水谷）

●遷延性うつ病を「低め安定」させる

神田橋：小川先生の「慢性うつ病の患者さんに処方する」というのに僕は賛成です。僕が治療している遷延性のうつ病の患者さんは、なんらかのかたちでほとんどルジオミールを投与しています。なぜだかルジオミールになるんです。

兼本：効きますか？

神田橋：遷延性のうつ病には、精神療法としては、人生のちょん切れたところを付加していく治療を目指すのですが、そのときの同時に投与する薬剤としてはルジオミールですね。なぜですかね……わかりませんけどね、必ずそうなります。

　感じとしては、遷延性うつ病の状態を安定させるような感じでしょうか。「あーあ」とか言って、イライラもせず、まあじっくり取り組もうという、焦燥感がなくなる感じですかね。それで、「早くなんとかなりたい」という焦りが消えるというようなイメージでしょうか。生活療法的なアプローチに一緒に取り組もうという余裕ができてくる感じです。

兼本：「早くなんとかなろう」と思っていらっしゃったら、それは難しいですもんね。

神田橋：その余裕ができてくる感じがするので、ルジオミールを使います。焦燥感がなくなる、まあ鎮静して穏やかになって、うつ状態なりに愚痴るような状態になって、安定するのかな。

　「低め安定」という状態を作るような気がするので、一番よく使います。気分を揺り動かさないというのかな。ほとんどルジオミールです。

●「ちょっと死んでみる法」

熊木：大槻先生が書かれている「児童〜思春期のうつには、使えない薬が多いため、この薬を試している」とのことですが、いかがでしょうか？

大槻：児童〜思春期、18歳以下のうつに、三環系（SSRIもSNRIも）は効かないばかりか、薬によっては自殺率を上げるというエビデンスが出ているらしくて、それで使わないほうが無難だと言われています。最近は、うつに対して抗うつ薬を使うのであればルジオミールを使ってます。

神田橋：今のその話と、僕が慢性の遷延性に使うというのと同じことのような気がしますね。遷延性のうつの人は、やっぱりいつも自殺を考えてますもんね。

　「もう、こんなもんか」「いつ死んでもいいや」「このままでいくんだったら、これで自分の人生終わりじゃ」という人に、僕は「ちょっと死んでみる」という

のをさせるんです。

　「ちょっと死んでみる」という方法は、とても評判がよくて、八木先生に褒められました。「ちょっと死んでみる」というのは、患者さんをベッドに寝かせて「はい、私は死んだ」と言って、そういう気分にさせるんですね。そうすると、非常に安らかなんです。だから、それをちょっとやらせてみる。眼目は、死にたいというのは対処行動の一種なのだと本人に納得させることですね。

　だから、「それはあんた、こんな状態だから死んだら楽になるという考えは自然なもので、対処行動というのはすべて、どんなに変なものであっても自然なもので、健康な働きなんだ」と本人に納得させることです。それからまあ、苦しいときは自分の家で「ああ死んだ死んだ、もう何にもない」とやらせるんです。

　八木先生は、「そんな恐ろしいことはできない」と思って、患者さんに話したそうです。そしたら、「それはいいと思う」と患者さんが賛成されたそうなんですね。「そりゃいいんでしょうな」とか言ってましたよ。

　『精神科養生のコツ』(54-56頁) に書いてあるので読んでくだされればわかるのですが、私は死んだ、だんだん体は腐敗して溶けて肉が削ぎ落ちて地面に全部吸収されて、あとは乾いた骨だけが秋の風に揺られてカラカラと音をたてている、というイメージで、自分で体を揺すって、骨がカラカラと動いているという想像をさせるのです。しばらく適当な時間がたって、1、2分して、今度は地の中から浄化された肉が湧き出してきて、その白い骨を包んでいくというイメージをさせる――これは、死と再生をさせているわけです。

　「皮が出てきて全部体を覆って、しばらくするとあなたは死から蘇る」と言って、「どうですか」と聞くと、やっぱり「よかった」と言いますね。「これからは僕はしてやらんけど、家でしなさい」と勧める。眼目は、死にたいということは自然なことなんだと伝えると自殺予防になるんじゃないか、ということです。「そりゃ死にたくなるわ」と言ってあげるんです。

兼本：「これは死にたいやろうな」と思うときはありますもんね。

●摂食障害の治療法

神田橋：そう思うことは、今までいっくらでもあります。今、食べ吐きの人に対しての治療法を考えようと思って、食行動異常を克服できた人に作文を書いても

らっているんですよ。どんなふうにしてよくなったかと聞いたら、この間ひとり作文を書いてくださった方がいました。

それには「神田橋先生が『食べたり吐いたりするのは、すごくイライラするときにはいい治療法よ』って言ってくれたので治った」と書いてありました。

それを聞いて、「そうなんだ、自分がやっていたことは、自発的な治療法なんだ」と思ったら、だんだん食べ吐きしなくて済むようになった、と言ってましたから、人の心は面白いもんだと思いました。

作文を書いてきてもらって、証拠書類にしようと思って、カルテに貼ってあるんですよ。やっぱり、当事者の病状ではなくて、当事者の体験したプラス体験というか、治療に役立ちそうな体験を集めて、3年がかりくらいで食行動異常の治療法を作ろうと思っています。PTSDがだいたい終わりましたから、今度はそれにしようと思ってるんですよ。これまでの治療法では、食行動異常には病理はあるけど、治療法はあまりはっきりしてないんですよね。だから挑戦しようかと思っています。

水谷：食行動異常の人は、やっぱり口を食べること以外に使って、歌ったりすることが有効かもしれません。

神田橋：まだ今のところそういうのは出てきませんが……カーペンターズという歌い手さんが亡くなったというのがありましたよね。

水谷：あの人は、歌ってても全然駄目だったんですよね。

神田橋：あれは自分のために歌ってないからですよ、きっと。人のために歌っては駄目ですよ。自分のために歌わないと。あの人は、歌をやめていれば助かったんじゃないかと思うんです。

水谷：石垣島にいたときに、沖縄県全体で摂食障害はゼロということでした。

神田橋：はあ、ゼロですかあ。ありゃりゃりゃりゃ。

水谷：12年ほど前に沖縄県初の患者さんが出たかもしれないというのがニュー

スになっているような状態でした。

　向こうで摂食障害が出ないのは、やっぱり皆さん楽しいと踊るし、しゃべるし、よく知っている仲間でもすぐひとりずつしゃべっていって自己紹介したりしますよね。20年くらい同じ仲間内で自己紹介を繰り返して……。

神田橋：勉強会で僕は沖縄に年に1回行くんですが、夜10時頃に開店する飲み屋があるんですよね。お客さんはどうするのかっていうと、朝まで飲むと言う。「朝仕事に行けないだろう？」と聞いたら、休むんだって言うんですよ（笑）。
　「昨日飲みすぎたから休んだ」と言っても、全然職場で怒られないというんだから、いいなあと思いましたよ。

水谷：しょっちゅう三味線で歌っていましたし、そういうのがいいのかなあって思いました。

神田橋：そうですよ。よし、じゃあ水谷先生がひとつ教えてくれたんで、ひらめいた。食べ吐きをしている人にね、「どこかお祭りのような感じはありますか」って聞くことにしよう。
　わーっと食べて、ぎゃーっと吐いて、というようなお祭り。お祭りに行ってみて、あなたが食べたり吐いたりしているときと、身体の感じにどこか共通点があったら教えてって聞くわけ。今先生が言ったから思いついたの。今度患者さんに聞いてみますわ。

ルジオミール

リーマス Limas

一般名：炭酸リチウム Lithium carbonate

躁状態に有効な感情調整薬。200〜800 mg 分 2〜3。

[この薬のもつさまざまな特徴]
- 服薬管理に注意は必要だが、きわめて重要な薬である。（杉山）
- 境界例の制御コントロールに有用な印象あり。（杉山）
- テグレトールやデパケンに比して重さが少ない。（藤田）
- 効果は安定している。ただ内服しにくい薬のようで継続が難しそう。病前性格の良好な人には効きそう。（小川）
- これほど「官能的」に評価しにくい薬もないだろう。患者さんから服み心地感を聞いたことはない。逆に服み心地感を重視する人ならデパケンを出したい感じもある。（水谷）

[投与上心がけていること]
- ふらつき、振戦などの副作用が多い。（橋本）
- 抗うつ薬の増強療法としても多用されてよいと思う。（杉山）
- 脱水などによるリチウム中毒。（藤田）
- 甲状腺機能異常（結構多く 5% ほど）、初期副作用と中毒症状を伝える。（藤田）
- 高齢者では血中濃度を測るのは 2 週間ほどおいてからのほうがよい。（大槻）
- 高齢者では少量で中毒域に達する場合がある。（大槻）
- 甲状腺機能障害はかなり出やすいが、見逃されがちなので注意している。（水谷）

[他薬物との使い分け・色分けの違い]
- 高齢者や急速交代型には選択しない。（藤田）
- 躁状態患者さんには第一選択。（小川）
- ガイドライン的治療を参考にして投与している印象。（水谷）

●**官能的評価がしにくい薬**

神田橋：リーマスほど官能的に評価しにくい薬はないですね。服んでいる人は官能的な能力が低下しますよね。

水谷：はじめから官能的な能力の低い方のような気がしますね。

神田橋：絵描きさんの絵が、リーマスを服んでいる間は下手になるんです。冴えないんです。ちゃんと絵は描けますけど、自分で満足感のあるような絵が描けない。リーマスを減らしていくと、また自分で満足できる絵が描けます。
　それから、音楽家の人も冴えた音が出せません。リーマスは芸術的才能に対して抑制的に働くと、昔読んだ文献の中に出ていました。リーマスはせっかくの才能を抑えるから、官能的じゃなくなるんでしょう。

熊木：官能的評価がしにくいということから、これがその裏づけになる話かどうかわからないですが、次のような話を思い浮かべました。
　以前書いた本『精神科医になる』（129頁）にも載せたのですが、加藤忠史先生という双極性障害を研究している先生が、躁状態にある躁病の患者さんの、血中濃度ではなくて、髄液内の炭酸リチウムの濃度を測る研究をしたことがあったそうです。すると、躁病期になったときに、リーマスの髄液内濃度が上がるということが、データとして出てきたそうです。そうだとすると、血中にはずっと流れている状態ですので、躁状態で危機的な状態になったときにだけ、リーマスが髄液内にブラッドブレインバリア（BBB：脳血液関門）を超えて流れ込んでくる、という仮定ができるかもしれないという話でした。
　それゆえ、ふだん服んでいるときに官能的評価を表現しにくいというのもむべなるかなと感じました。緊急事態にだけ発動される薬なのかもしれないですね。

神田橋：漢方みたいですね。漢方はなんかこう、ぐちゃぐちゃしていて、適当にどっかが効くんですよね。だから、脱水にも効いて、水の過剰にも効く、五苓散※

※　漢方薬。口渇、尿量減少するタイプの、浮腫、脱水、二日酔、下痢、悪心、頭痛、糖尿病に有効。

はたしか両方に効くんですよね。浮腫にも効いて、脱水によく効く。

●友達になりたいと思う人に効く

神田橋：僕は、病前性格の良好な人、お友達になりたいなあと思う人にリーマスを使います（笑）。若い人にはそう教えています。

兼本：とてもいい人で、来たときにはいつもウーロン茶を持ってきてくれて、「どうぞ」と差し出してくれる患者さんがいます。時々具合が悪くなることがある人で、一番悪いときには、「アメリカに行って大統領になる」というようなことを話されていました。
　すごく悪くなって保護室に入っていたとき、何かの拍子で保護室の鍵が閉まってしまい、しばらく一緒にいなきゃいけないことがありました。まあうるさいんだけども、よっぽど悪いときでも、基本的には大丈夫という安心感があるような人です。その人にはやっぱりリーマスはよく効いていますねえ。

神田橋：リーマスが効く人が一番お中元とお歳暮をくださいます。

●錠剤の形と大きさが与える影響

熊木：リーマスは、服み心地がわからない薬なので、だから途中でやめてしまう人も多くて、「なんで服まきゃいけないのか」という感じで、中断して悪くなる人が多い印象があります。

神田橋：僕はほとんどリーマスの人には、指テストを教えて練習させますので、自分でちゃんとコントロールされますねえ。だから、2ヵ月に1度くらいリーマスを取りにこられる人がずいぶんいます。

村上：服み心地ということでは、リーマスは錠剤が大きいですよねえ。ジプレキサも大きい。錠剤の大きさなども、ひとまず全部ひっくるめて、官能的評価としていいのでしょうか？　ちょっと誤嚥のある人には出しにくいことがありますよね。

熊木：それも含めて官能的評価ですね。薬剤の実物自体も結構重要だと思います。

村上：そうですよねえ。ベゲタミンAなんか、赤くて毒々しい感じがあるし、服んだ身体の具合だけではなく、服むことに対する抵抗感がありますよね。

兼本：大きいというのは服むのも大変ですよね。セレニカの400 mgの錠剤は1回で服めるからすごくいいんだけども、とにかく大きいですよねえ（笑）。

神田橋：それは、ふつうの大きい錠剤よりも、また一段と大きいのですか？

兼本：わずかに大きい気がしますね。

神田橋：せめて、ひょろ長い形にすればいいのにねえ。

兼本：こういう薬は、潰すと徐放剤の意味がなくなってしまうので、潰しては駄目ですもんね。

神田橋：逆にサイレースは顎にくっついちゃったりして、お腹の中に入ってないんじゃないかっていう不安があるのよ。ちょっと特殊と言えば特殊だけど、剤形とか薬の形は意外とその人の気を左右しますよね。

●双極II型障害が薬で境界例風にされている

熊木：あと、杉山先生が書かれている「抗うつ薬の増強療法」は結構有名ですよね。具体的にどういう治療戦略をおもちか、杉山先生とほかの先生にお聞きしたいんですけども。

杉山：ガイドラインにいろいろ載っているんですけど、意外とこれまで実行することはあまりなかったですね。なんとなく抗うつ薬とリーマスの2剤を併用することが実際あったんですけども、やっぱり偶然ですね。

　比較的最近、境界例――境界例と言っても、やっぱりその感情障害の面がかなりありましたので、実際、解離症状などもかなり華々しく出ていました――の方

に偶然ルボックスとリーマスを併用して出したら、そういった華々しいアクティングアウト、解離症状があっけなくなくなってしまいました。まあこれは偶然かもしれんと思い、また似たような症例にあったときに、懲りずに同じ処方を出したらまた効いてしまった、ということがありました。これは、抗うつ薬の増強療法ではないと思うのですけど。

神田橋：それはね、僕は違うと思いますよ。アキスカルが「双極II型障害が、いろんな薬を使われて、境界例風になっている」と言ってますよね。躁のフェイズがなく、うつのフェイズしかないので、躁のフェイズがよくみえないために境界例化している、というのを書いている。けれど、僕のところに、境界例、人格障害、気分異変、意志薄弱性性格的などいろんな診断で送られてきた人は、全部きれいによくなりましたよ。ただし、リーマスではない場合のほうが多いです。

　やっぱり、ディスチミア（気分変調）というように、デパケンの症例が半数以上ですが、リーマスでもあります。境界例は、なんでもかんでも境界例と言われて、境界例とつけられているように思えるの。「いつから境界例って診断ついたの？」って聞くと、「治療をはじめて2年くらいしたら、境界例と診断が変わった」と言います。それは治療によって境界例を作っただけのことで、今までも気がつかなかったわけではなくて、「作り上げて境界例に仕立てあげただけのことじゃ」といつも僕はいやみを言うことにしています。全例、境界例じゃありません。

杉山：そうですね。やっぱり解離などは、なんだか派手派手しい症状が全面に出ていても、うっすらとうつの症状がある場合が意外とあります。解離など全面に出る症状をベースに、いろんな副次的な症状が伝わってくるという感じがしますね。

神田橋：うつ病はねえ、そんなに生産性がないですよ。うつ病は必要な症状といっても1つか2つの症状で、全然動かないですね。「もう胃が痛いです、胃が悪いです」っていうのはわかるけども、華やかにいろいろな症状を作る症例は、僕は全部うつ病じゃないと言っているんです。

　「本当のメジャーデプレッションは、そんないろいろできるもんか」と思います。だから、活発な症状がいっぱい出てきたら、やっぱり双極II型障害を考えないと駄目です。双極II型障害を考えたら、聞くことが2つあるんですよ。

　ひとつは、「中学時代にスランプがありませんでしたか」ということ。中学時

代に一番出てくるから。それからもうひとつは、「ご家族かお父さんの兄弟かお母さんの兄弟に気分屋さんはいませんか」ということ。「気分異変性のような人はいませんか」と聞いてください。

　2つ聞けば、たいていひっかかります。やっぱり、本当のうつ病の家系には、尊敬できるような立派な人がいるはずだと思います。双極性障害の家系には、立派な人よりも調子のいい人が多いと思います。

杉山：純然たるうつ病の増強療法として、どれくらいリーマスが効くか、実はよくわからないんですよ。

神田橋：リーマスの増強療法もそうですが、僕はアルゴリズムは、実にけしからん、世を惑わすものだと思って、怒っているんです。

杉山：一般にうつ病としてみられるものの中に、躁的な要素があるものは意外とありそうな気がしています。そういうのを一律に、パキシルだの何だので治療していくと、結局遷延化して、行動化も多発します。

神田橋：波瀾万丈になるんですよ。

杉山：意外と双極性の範囲は広いんじゃないかと思います。

神田橋：広いと思いますよ。II型を含めるとね。
　鹿児島には、もううじゃうじゃいてはりますよ。そして、そういう人たちは、昨日言いましたように［68頁参照］、気分屋的に生きていて、ほいほいと生きていくような生活が確立すると、完全に精神科医療から離れられます。新しい患者さんを連れてくる人が何人もいるんです。
　「これは私と同じ病気です」と言って、こういう人たちは、人のことはよくわかるので、「先生、この人、私と同じ病気なので、連れてきました。どこかよその病院に行ってますけど、あそこじゃ治らんですから、連れてきました」と言う。お節介でしょ。親切とお節介。「じゃあ来なさい」と言うので、忙しい。どんどん症例がたまるんです。

> # テグレトール Tegretol
>
> 一般名：カルバマゼピン carbamazepine
>
> 抗てんかん薬として多用される感情調整薬。200〜600 mg 分1〜3。

［この薬のもつさまざまな特徴］
- 衝動性のコントロールに有用と思われるが、薬疹が恐い。（杉山）
- 衝動性が高く、怒りっぽい人に効く。（大槻）
- 内服しにくそう。副作用も多い。しかし切れ味は鋭い。（小川）
- 統合失調症に気分変動が並存している場合に有効。頭部外傷からの回復過程で衝動性が強まったとき（本人もなぜそんな行動をとるのか説明に困っているようなとき）に投与して著効することが何度かあった。（水谷）

［投与上心がけていること］
- 薬疹に注意。（大槻）
- 薬疹や血液系の副作用が多く、とくに外来では使いにくい。（水谷）

［他薬物との使い分け・色分けの違い］
- 薬剤相互作用、皮疹など副作用が多い印象があるので、感情調整薬の中では使用することは少ない。（橋本）
- 薬疹が多いため、あまり使っていない。（小川）
- 動物的な衝動を抑える薬、という印象。もう少しソフィスティケート（洗練）された衝動性や気分変動（それらが自我親和的）ならデパケン、という印象。（水谷）

●**薬疹に対する脱感作療法**

熊木：これとデパケンについては、抗てんかん薬としての解説は兼本先生に従前していただいている［第1章］ので、感情調整薬としての官能的評価に焦点を絞ってご発言ください。

神田橋：保護室に入れなくてはならん人です。ここに全部書いてありますけど、衝動性とか怒りっぽいとか……僕は一言で言うと、「調子が一番悪いときは、どうしても保護室に入れなければいけない人」にテグレトールを使います。

　テグレトールの感情調整作用は、テグレトールが非常によく効いて、ほかの薬がほとんど何にもいらなくなる人というのが相当パーセントありますね。全部の薬を抜いちゃって、もう何にもいらない、睡眠薬もいらない、テグレトールだけ、という症例があります。リーマスやデパケンではそうはいかないですが。

　でも、薬疹があるからねえ。もう今、10年くらい非常に困っている症例があるんですよ。幻聴がわーっとあって、テグレトールを出すと2時間くらいでぱっと幻聴がおさまるんです。そして4時間くらいすると、40度くらいわーっと熱が上がってくるんです。だからテグレトールは使えないんですけど。

兼本：白血球が減って、というわけではないですよね？

神田橋：そうじゃないですねえ。なんかわーっと熱が上がるんですよ。本人は、「先生、解熱剤を使いながらテグレトール使ってください」と言うけど、「それはちょっとできないよ」と答えて、やっぱり使えない。だから、よくならんのよねえ。困っちゃうなあ。どうしようもないです。

兼本：テグレトールで薬疹が出る人に関しては、脱感作療法という方法があります。あまりいいことかどうかわからないですけども、テグレトール以外では精神病症状が出てしまってどうしてもほかの薬が使えない人に、5 mgか2 mgくらいからはじめて、1日置きに少しずつ増やしていくという方法があります。

　ただ、薬疹というのは、たぶん薬を身体の中に入れてほしくないという反応だから、バリアを突破することが本当にいいことなのかどうかはわからないです。どうしようもなくて何人かやってみた人がいます。

神田橋：最終的にはどうなるんですか。

兼本：何も問題もなく、非常にうまくいきました。

神田橋：やっぱり100 mg……

兼本：最終的にはいくらでも使えるようになります。

神田橋：そうですかあ。わあ、いいなあ。

兼本：だけどその症例は薬疹ではないので、もっと恐そうな感じがしますが。

神田橋：ちょっと恐いんですよねえ。熱が上がってきてねえ、悪寒がきてねえ、恐ろしいですからねえ。2回やったから、もう……。「ひょっとしたらもう1度」と思って試したら、また同じことになってしまったので、もうやりません。

●テグレトールが効く人は統合失調症ではない

熊木：ちょっとお聞きしたいのですが、テグレトールは統合失調症に効くという話がありませんでしたっけ？　薬物の本に載っていた気がしたのですが……それが、今言われていたような話なのでしょうか。

神田橋：統合失調症にテグレトールが効いたら、もう一度診断を再点検することくらいはしてほしいと思います。

　まずテグレトールが効きますよね、そうするとこれはひょっとして統合失調症という診断が間違えじゃなかったかなと思って、今度はテグレトールを主剤にして、今までのメジャートランキライザーを少しずつ抜いていくという治療計画が立ちますでしょ。テグレトールが効いているわけですから、ほかの今まで効かなかった薬を、少しずつ抜いて、テグレトール単剤になれば、ああよかったなってことになる。

　そのあたりで、診断を再点検してくれるといいのになあと思います。たとえば統合失調症として送られてきた人の家族に聞いたら、「昔テグレトールを服んでいた頃はまあまあ一番よかった」と言う人が何人かいます。そこで抜いて変えていけば、単剤でやれるようになる。「統合失調症ではない」と言ったほうがいいだろうと思います。

> # デパケン Depakene、バレリン Valerin、セレニカ Selenica
>
> 一般名：バルプロ酸ナトリウム sodium valproate
>
> 感情調整薬。400〜1200 mg 分 2〜3、体重あたり 10 ないし 20 mg/kg/ 日が目安。

[この薬のもつさまざまな特徴]
- 情動安定作用はリーマスよりも効果を感じる。（橋本）
- 肝障害や過鎮静に注意すればリーマスに準じる重要性がある（てんかん以外でも）。（杉山）
- 急速交代型にとくに効果がある。（藤田）
- テグレトールほどではないが、衝動性、易怒性に効く。（大槻）
- 内服しにくい薬。効果も不安定。即効性はあるとの噂だが……。（小川）

[投与上心がけていること]
- 人によっては鎮静がかかることがある。（橋本）

[他薬物との使い分け・色分けの違い]
- 双極性障害に限らず、情動不安定な例に使用することが多い。（橋本）
- なんとなくいやな感じの人に処方している。（小川）

●気難しい人に適している

神田橋：小川先生の「なんとなくいやな感じの人に」というのはいいですよねえ。これはあまり悪い意味ではないのだと思うので、僕はこれはいいなと思います。

　気楽にものを言えない人という意味です。物言いに気をつけないと、ご機嫌を損ねるような人です。この人たちには気を遣うからくたびれるんです。そういう人にはだいたいデパケンが効きます。

　リーマスが効く人は、なんでも適当に言っても「先生のバカ」とか言って、それでいいんです。しかし、デパケンが効く人はそんなことないですよ。「先生それはどういう意味ですか」と言って切り返されたりすると「今のは冗談」とはぐ

らかさなきゃいかん。「治療の場で冗談なんか言っていいんですか」って言うような人にデパケンを使います。

村上：「いやな人」というのは、根拠というか、もう少し解説がありませんか？

神田橋：ディスチミック（気分変調性）というのは、かなりもう定説なんですよね。そういう気分性の体質の人ですよ。

兼本：いやな人、いやな感じではないけれど似たようなことが書いてありますよね。

神田橋：ディスチミアというのは、なんだかご機嫌が悪くなりゃせんかな、とこちらが気を遣うような人。難しい人とか気難しい人とかね。したがって当然、リストカット、大量服薬、そのほかのアクティングアウトは一番頻度が高いですから、境界例という診断がついてくる人の中にデパケンが効く人が多いです。
　僕は今、ようやくデパケンがゼロになった患者さんを診ているんだけど、お医者さんで、「自分でインターネットで調べて、自分は境界例としてのDSMの特徴が全部そろっている」と言ってこられた。今はもう全部薬が終わって、ふつうにお医者さんとして働いています。

村上：たとえばリストカットをやられれば、それでいやになる部分もありますよね。いやな人がやっているのに加えて、そういうことをやるのでいやになる。ただ、それが治れば、いやな人ではなくなってきますよねえ。どれくらいの量を出して、効くんでしょうか？

神田橋：量はだんだん減ってきますから、最後はデパケンの 50〜100 mg という感じになります。そういった患者さんは何人もいますよ。

●リーマスが効く人との違い

兼本：不思議ですけど、いくら出しても、てんかんで出したときに鎮静すると感じたことはありません。少なくとも血中濃度が 60、70、80 μg/ml 前後までだっ

たら、鎮静を訴える人はあまりいない。100μg/ml になっても鎮静は全然かからなくて、全然訴えない人も少なくありません。
　てんかんの立場からみると、鎮静がかかるという感じはあまりないのが不思議です。

熊木：てんかんの適用として使う対象・使われ方と、感情調整の意味で使う対象・使われ方には、だいぶ違いがあるのでしょうか。

兼本：でも面白いことに、てんかんの場合、だいたい特発性全般てんかんの人に使うことが多いので、どちらかというと楽にお付き合いできる人の数が多いと思います。

神田橋：気難しくないですよね。

兼本：むしろテグレトールのほうが、側頭葉てんかんによく使いますが、もちろん気難しい人が含まれる率は高くなると思います。

村上：デパケンが効く人は、いやなことをする人なんですか？

神田橋：いや、こっちの心身の仕事量が増えるので疲れるというような意味です。

村上：とりあえずは状態像としてみればいいのですね。

神田橋：よくなられても同じです。薬がいらなくなっても、やっぱり物言いに気をつけないと。

熊木：病気ゆえではなくて、性格ゆえ、ということですね。

神田橋：そうですね。だから結局、どこかすぐれた人が多いです。もっとびっくりするほどにすぐれた人は、リボトリールが効くことのほうが多いです。
　リーマスはあんまりすぐれた人はいないですねえ。才能があっても凝らないからですね。あ、しかし客商売としてはリーマスの人はすぐれているんですよ。ホ

ステスさんから店長になって、お店を任されている人もいてはりますから、客商売としてはすぐれた方がいます。

熊木：双極性障害の場合、社会的に成功している芸術家肌とか、いろんな循環気質※の人とか、すぐれた人がままありますね。

　ところが、こういう議論は時々されるんですけど、そういう人に薬を使って凡人にしちゃったらまずいんじゃないかという話題です。実際に凡人になるのか、やはり治してもそういう才覚のようなものは保持されるのか。

神田橋：対人場面の才覚というのは、むしろ花開きますね。そしてそれが花開くと、薬はますます少なくなってきます。

　僕が最近一番困った症例は、デパートの販売員として非常に優秀で、その販売の部署の責任者を任されたけれども、結婚を機に仕事を辞めて、家庭に入られて、それから急速に悪くなった方です。退職して、とてもいい結婚をされたんだけど、やっぱり駄目なんですよね。

　その「はい！　はい！　どうもありがとうございました！」というのをしなくなっちゃったら、また波が動き出して、結婚生活自体はすごく幸せなのに、「退屈だー、退屈だー」と言って、だんだんだんだん悪くなってきてしまいました。

　4、5年は薬なしで、たくさん患者さんを紹介してくださったのに、また悪くなってしまったんです。でも、もう僕は診れないですよね。

　妊娠8ヵ月で、悪くなったとたんに妊娠もしていて、だから鹿児島大学に頼んで、精神科と産婦人科と両方で診てもらいました。精神科で入院した状態で、お産するような手はずをお願いしました。鹿児島大学は近頃そういう親切なこともしてくれるもんですから。でもまたすぐよくなると思います。この人はデパケンでした。

●症状と血中濃度との相関

熊木：もう一点、皆さんにお伺いします。抗てんかん薬の場合、血中濃度をとても気にして使いますよね。それに対して、気分調整・感情調整として使う場合の

※　一面では社交的であるが、気分が変わりやすく、躁とうつの両極をさまざまな程度に併せ持つ性格。

デパケンやテグレトールの場合、症状と血中濃度との相関はどうなっているのでしょうか。そのあたりの印象をお聞かせください。

神田橋：ほとんど何の関係もないように僕は思いますけどねえ。状態像でどんどん減らしていきます。

熊木：少量でもいいのですね？

神田橋：少量でもいいですね。血中濃度でとってみると、リーマスを服んでいる人でも、血中濃度が0コンマになってて、「なんだこりゃ」ということもありますね。リーマス50 mgを100 mgの錠剤を包丁で半分に割って服む人もいますが、大変ですよね。それでもやめたらやっぱり悪くなるんです。
　「そんなのほとんど鼻くそみたいなもんじゃないか」なんて、リーマスの人には言ってもいいわけですよ。「鼻くそ服んでるみたいだね」とか言ったら、「わー、先生、効いてるんですよ」とか言ってくれて楽しいです。外来診療のオアシスみたいです（笑）。

水谷：薬屋さんが持ってくるエビデンスだと、デパケンは60〜70 μg/mlくらい維持しないと気分変動がある、効果がない、ということを書いてあります。ただ実際自分の例では100〜200 mgをずっと出している人もいまして、そんなエビデンスにしたがって効くのもどうかなあと思いますね。

神田橋：多数決によって少数者はしたがわされるような、ああいう医療は嫌いです。全体主義みたいになっちゃって、患者がかわいそうです。
　一応の目安は、エキスパートのオピニオンに置いて、そこへエビデンスを持ってきて「エビデンスのほうが、エキスパートがひとりで言っているよりはましかもね」と参考意見にするという位置づけがいいと僕は思います。

リボトリール Rivotril、ランドセン Landsen

一般名：クロナゼパム clonazepam

抗てんかん薬。0.5〜6 mg 分1〜3。

● こまやかな心のひだをキャッチできる人に効く

熊木：一番最後にリボトリールについてご発言をお願いします。
　小川先生に「他剤で効果のない焦燥感に対して処方する。メジャートランキライザーよりも効果があった例もある。服み心地も悪くなさそう」と書いていただきましたが、リボトリールは、今回のワークショップでずいぶん話題になったので、まとめておきたいと思います。
　大槻先生も「双極性障害の行き詰まっている難治のうつ状態で、ときにランドセンが効く場合がある」と書かれています。

神田橋：リボトリールの人は、そんなにクリアには効かないんです。たまにリボトリールで非常によくなっている人がいますが、やはりすぐれた人でないと効かないと思います。

兼本：たとえば、企業系ですぐれているというのとはちょっと違いますよね。

神田橋：ちょっと違います。精神科医は、企業系ですぐれている人たちをあんまりすぐれていると思わんですから。こまやかな心のひだのようなものをキャッチできる人をすぐれていると思いますよね。だから精神科医はあんまり金持ちにならんのじゃないかなあ。

熊木：文才がある人もまたすぐれていると感じます。

神田橋：そうですね。文才がある人もね。その才能を伸ばしていくのに、ブログ

を立ち上げてもらったりするとよろしいですわ。

　双極性障害にかかったお医者さんで、自分の病気についていろいろインターネットで調べて勉強したら薬がいらなくなった、という人がいてはりますわ。当時かかっていた病院でいっぱい薬をもらって服んで、治療も長くかかって、本当に情けないと思っておられました。そこで、一所懸命双極性障害を調べて、「今までの治療は、なんて駄目だったんだ！」と憤慨してましたね。憤って、資料などを作って人に配ったりしているうちによくなられて、もう今は憤りの時期も終わって、穏やかになっておられます。薬はゼロです。やっぱり薬がゼロにならないと、治ったとは言えません。

●抜くときに痙攣発作が起こる危険

水谷：官能的評価から外れるかもしれないのですけど、リボトリールは筋弛緩作用が結構強いと言われていますが、老人の方に 0.5 mg くらい出しても、意外にもあんまり転ばない印象があります。どうでしょうか？

兼本：リボトリールのようなベンゾジアゼピンは、それこそてんかんに出すときには、誰が出してもとりあえずはうまくいく薬です。どのてんかんにでもある程度効きますし、少なくとも致死的な副作用がほとんどないですから、使いやすいのです。

　しかし、薬疹が出るようなこともないものだから、かなり安易に投与されてしまっています。リボトリールに関しては、てんかんの場合、抜くのに非常に苦労したり、精神発達遅滞の人に出すとすごく攻撃的になったりします。

神田橋：今それで困っているんです。減らすと発作が起こるんです。

兼本：抜くのに苦労した経験が非常にたくさんあります。
　印象的な人だと、リボトリールなどの過剰投与で寝たきりのようになってしまって、全介助でオムツをしてやってきた人がいました。リボトリールを減らしていくと、途中で発作が頻発したりしたのですが、なんとかその時期を通り抜けると、しゃっきりしてきます。

神田橋：代わりの薬は何ですか？

兼本：その人は難治のてんかんで、デパケンとテグレトールか、あるいはアレビアチンでした。かなりさじ加減が難しくて、デパケンとアレビアチンを一緒に入れると吐き気がするということで、そこの調節はとても大変でした。

神田橋：今、僕のところで困っている人は、アレビアチンを出したら肝障害がひどく起こってしまった人です。だから、アレビアチンは効くんだけど出せないんです。それで、今テグレトールとリボトリールを使っているんですけど、リボトリールを減らすと発作が起こるもんだから困っているんです。

兼本：もしかすると、最近使えるようになったトピナがいいかもしれません。トピナというのは、かなり難治な人に効きます。しかも薬疹があまり出ません。

熊木：先ほどリボトリールは発作が出るとお伺いしたのですが、はじめに発作も何もない人に感情調整で使った場合、抜くときにはやっぱりてんかん発作が出てくるんでしょうか？

水谷：これはほとんど経験ないですよね。

神田橋：そういった経験はないけど、ほかのベンゾジアゼピンでは経験があるから、これも起こるんだろうと思っているんですけどね。

熊木：セルシンでもデパスでも、大量に使っている人だと、抜くときに痙攣が起こります。

神田橋：だからリボトリールでも起こるんじゃろうと思っているんですが、どうなんでしょう。知りません。

水谷：いつも 1.5 mg くらいしか使わないので、大量に使うとどうなるかはわかりません。

兼本：何年か出してたら、抜くときに発作が起きる可能性はあると思います。

水谷：1.5 mg でも？

兼本：1.5 mg でも。年数によると思いますけど。とくに多量に出している人は 6 mg で出していて、それを減らしていくと、3 mg くらいまではあまり出ないですが、もう少し減ってくると起こりはじめます。最後の 0.5 mg を抜くときも結構恐いです。だいたい 1 週間目～10 日目くらいに痙攣することがあります。だけどそれで痙攣が出ても、1、2 回出てそれで終わることも多いので、我慢したほうがよい場合もあります。

神田橋：その場合に脳波をとると、何か出るのでしょうか。

兼本：出るときもあれば、出ないときもありますね。ですから、脳波をとって前もって脳波所見がなかったからといって、どうにもならんですよね。
　それからもうひとつ、やっぱり気をつけなければならないのが、もともと脳にダメージがある人、ダメージがなくても高齢で脳がかなり使われて痛みだしている人だと、ひどい発作が出て大変なことになることがあります。
　脳がしっかりしていれば発作は出ても 1 回くらいです。抜くときに、頭を打ったり怪我をしたりしなければ大丈夫です。

水谷：0.5 mg から抜くときは、どうしたらいいでしょうか？

兼本：どうしようもないですけどねえ。

水谷：1 日置いて、また服ませるとか。

兼本：そうですね。でもやっぱり発作が出ることを覚悟しなければなりません。だから、最後に抜くときは、皆が発作が出ても対応できる体制にして、10 日～2 週間くらいは出るかもしれないと覚悟しておいたほうがいいですね。

神田橋：僕は比較的、半分とか四半分とかにしますけど。

兼本：最後はびくびくしながら減らしたほうがいいと思います。

神田橋：それからリボトリールが効く人は、そういう官能的なセンスが高いせいもあるんでしょうが、自分が感情障害という病気をもっていることに対する苦悩感が、非常に強いような気がします。苦悩感が強くて、その苦悩感にわれわれが共感できるのです。それはやっぱり、ひとつの特徴じゃないでしょうか。

　リーマスが効く人は、さほど苦悩感がありません。「困ったもんですわ。変なふうに生まれてきて。親のせいですわ、こりゃあ。参ってますわあ」とおっしゃって、「先生なんとかならんのお？」と言われます。「勉強してよ」なんておっしゃいますので「ごめん」って答えてますね（笑）。

あとがき

　私が官能的評価の重要性を意識しだしたのは、研修医の頃だった。私事で恐縮なのだが、その当時を振り返るとき、思い出さずにはおれぬひとつのエピソードがある。
　先輩医師につき、薬物処方についての技を身につけようと、しゃかりきになっていた頃、ある総合病院外来の代診を任された。外来では、どんな患者さんに出会っても、ひとりで診断をつけ、投薬を決断しなくてはならない。まだまだ力不足を自認しつつも、これは武者修行なのだと自分に言いきかせ、出向いていくこととなった。
　額に汗しながらも、その外来は順調に流れた。ところが、ある患者さんを前にしたとき、その流れはパタリとやんだ。彼は大男で、私の前にぬうと立っていた。口をへの字に曲げ、私をしげしげと見ている。隣に父がいて、その話を総合すると、どうやら緊張型の統合失調症であるらしく、ときどき前触れなく大暴れするらしい。精神科に出向いたのはこれがはじめて。向精神薬はおろか、いかなる薬物であっても1粒たりとも口にしたことがないと言う。
　たった一回しか会わないであろうその患者さんに対し、私は服薬をうながすことについて、強い使命感を感じた。それから、外来をいったん中断し、インプロメン（抗精神病薬）3mg錠を前に置き、「服薬をしてくれないか」と説得にあたりだした。10分、20分、30分……。彼はじっと差し出された薬物を見つめているだけ。両者の沈黙が場を支配する。時間が経つにつれ、周りのざわつきも大きくなり、私も次第に焦りはじめた。
　そのとき何を思ったか、私は「よし、わかった。もしここで君が服んでくれるなら、僕もここで同じ薬を服んでみせよう」などと口走った。われながら思いもよらぬ言葉だった。それからさらに10分。彼はにわかに薬を掴み取り、みずからの口に放り込んだ。これには隣にいた父がたいそう驚いた。私も「よし、よく服んでくれた、ありがとう」とやや興奮気味に繰り返したが、その直後、彼は大きな手を私のほうに差し向け「おまえの番だ」というゼスチャーをする。われに

返った私は「ああ、約束だったね」と言って、同じくインプロメンの3 mgを口に放り込んだ。それまでインプロメンは試服したことがなかったので、これは大きな賭けだった。

　一仕事終えたあとも、待たせていた患者さんの対応に追われた。軽い興奮も手伝って、何事もなく最後の患者さんを見送ったが、その後のことをまったく覚えていない。気がついたら夕暮れで、看護師さんのものと思しきカーディガンが肩にかけられていた。

　この一連のエピソードをある先輩医師に話したところ、"くんずほぐれつの玉砕療法"と揶揄された。もちろん、今の私ならこんなことはやらない。第一、後先考えないで玉砕していたのでは、私についてくれている多くの患者さんはたまったものではない。でもふと思うこともあるのだ。とっさにこのような行動に出たのには、次のような考えが潜在的にあったはずなのである。薬は患者さんの心身を遠隔操作するための道具ではなく、相互の体験を共有するための紐帯なのだ。患者さんの身体で感じられていることは、くんずほぐれつしていれば、いくばくかは了解できるはずだ——。

　よって、官能的評価は私にとって決して特別なものではない。そして精神科医としてはマジョリティーではないにせよ、私の仲間たちにとっても、なんら特別なものではないのである。もし官能的評価に違和感をもつ人々（とくに精神科医）がいるなら、今一度省みてほしい。官能の抽出なしに真の意味で精神科臨床が営めるのか。そこから発せられた言葉以外に、患者さんの心身に響く重みのある言葉など存在するのか。

　私にとって、このワークショップの開かれた2日間は至福の時だった。治療行為および患者さんの治癒過程を心の底から楽しみ、臨床の技を磨き続ける偉大な先達と、時空を超えて、薬という共通の治療アイテムを通して、官能の結びつきを得たからである。いや、薬はもはやただの治療アイテムなどではなく、精神科治療を感ずるための共通の土壌であり礎なのだ。

　私の単著である『精神科のくすりを語ろう』のあとがきにおいてもふれたが、日本評論社の植松由記さんというすぐれた編集者なしには、官能的評価2部作は成立しえなかった。患者サイドからの官能的評価と精神科医サイドからの官能的評価というまったく別の切り口のものを、有機的に結びつけることは並大抵の

ことではない。それはひとえに彼女の功績である。

　また、協賛者である日本イーライリリー社のご支援もありがたいものだった。自社商品の宣伝にとらわれず、精神科医の自由闊達な意見交換の場を黙々と支えていただいたことには頭が下がる。そのおかげで、限りなくフェアな意見が出され、本書のクオリティがより高められたことは間違いないだろう。

　官能的評価2部作は、あくまで官能的評価の中間報告である。しかし、このようなかたちで世に問えたことは、官能的評価にとっては幸いなことであった。私は今後も引き続き官能的評価を収集していきたい。読者の方々がこれらを読んで何かを感じ、さらに官能的評価の収集および生成にご協力いただけるなら、これに勝る喜びはない。

　　　　　『精神科のくすりを語ろう』をはじめて手にした朝に　　**熊木徹夫**

● 編者略歴

神田橋條治（かんだばし・じょうじ）
伊敷病院副院長。
1937 年、鹿児島県加治木町生まれ。1961 年、九州大学医学部卒業。
著書『精神科診断面接のコツ』『精神療法面接のコツ』『精神科養生のコツ』
『「現場からの治療論」という物語』『発想の航跡』（いずれも岩崎学術出版社）他多数。

兼本浩祐（かねもと・こうすけ）
愛知医科大学医学部精神神経科講座教授。
1957 年、島根県松江市生まれ。1982 年、京都大学医学部卒業。
著書『てんかん学ハンドブック［第 3 版］』『心はどこまで脳なのだろうか』
（いずれも医学書院）他論文多数。

熊木徹夫（くまき・てつお）
あいち熊木クリニック院長。
1969 年、京都府京都市生まれ。1995 年、名古屋市立大学医学部卒業。
著書『精神科医になる──患者を〈わかる〉ということ』（中央公論新社）
『精神科のくすりを語ろう──患者からみた官能的評価ハンドブック』（日本評論社）他多数。
あいち熊木クリニックのHP　http://www.dr-kumaki.net/
「精神科薬物の官能的評価」をみんなで語るブログ　http://www.dr-kumaki.blogspot.jp/

● ワークショップ参加者

大槻一行（おおつき・かずゆき）　三重県立小児心療センターあすなろ学園
小川　成（おがわ・せい）　南生協病院メンタルクリニック科（当時）、名古屋市立大学大学院医学研究科（現）
杉山　通（すぎやま・とおる）　松蔭病院（当時）、聖隷浜松病院精神科（現）
高林　功（たかばやし・いさお）　可知病院
橋本伸彦（はしもと・のぶひこ）　資生会八事病院精神科（当時）、名古屋市立大学大学院医学研究科（現）
藤田晶子（ふじた・あきこ）　あいち熊木クリニック（当時）、あきメンタルクリニック（現）
水谷雅信（みずたに・まさのぶ）　水谷心療内科

特別アドバイザー ──
村上靖彦（むらかみ・やすひこ）　共和病院（当時）、中メンタルクリニック（現）

精神科薬物治療を語ろう──精神科医からみた官能的評価

2007年10月25日　第1版第1刷発行
2015年 7月20日　第1版第8刷発行

編　者　　神田橋條治・兼本浩祐・熊木徹夫
発行者　　串崎　浩
発行所　　株式会社 日本評論社
　　　　　〒170-8474　東京都豊島区南大塚3-12-4
　　　　　電話　03-3987-8621（販売）-8598（編集）
　　　　　振替　00100-3-16　http://www.nippyo.co.jp/
印刷所　　株式会社 精興社
製本所　　株式会社 難波製本
装　幀　　桂川　潤

検印省略　ⓒJ. Kandabashi, K. Kanemoto, T. Kumaki 2007
ISBN978-4-535-98281-9　Printed in Japan
JCOPY　〈(社)出版者著作権管理機構 委託出版物〉
本書の無断複写は著作権法上での例外を除き禁じられています。複写される場合は、そのつど事前に、(社)出版者著作権管理機構（電話 03-3513-6969、FAX 03-3513-6979、e-mail: info@jcopy.or.jp）の許諾を得てください。
また、本書を代行業者等の第三者に依頼してスキャニング等の行為によりデジタル化することは、個人の家庭内の利用であっても、一切認められておりません。

精神科のくすりを語ろう
──患者からみた官能的評価ハンドブック

熊木徹夫/著　●あいち熊木クリニック院長

薬を飲んだとき、あなたはどう感じますか？
薬効や副作用などの主観的服薬体験を読み解く、患者さん主体のまったく新たな提言。飲んでいる薬の効き方を感じとり、主治医に伝えるための手引きがここにある。

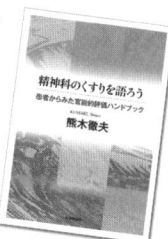

CONTENTS
序　章　精神科薬物の官能的評価、活用のすすめ
第1章　抗不安薬
　　デパス／リーゼ／セルシン、ホリゾン／メイラックス／ソラナックス、コンスタン／ワイパックス
第2章　睡眠導入薬
　　ロヒプノール、サイレース／レンドルミン、グッドミン／ハルシオン／アモバン／マイスリー
第3章　抗うつ薬
　　パキシル／デプロメール、ルボックス／トレドミン／アモキサン／テトラミド
第4章　抗精神病薬
　　リスパダール／ドグマチール、ミラドール／アビリット
第5章　感情調整薬
　　リーマス／デパケン、バレリン、セレニカ／テグレトール
終　章　精神科医からみた官能的評価

◆本体1,800円＋税／A5判　ISBN978-4-535-98269-7

●2015年秋・刊行予定

精神科のくすりを語ろう・その2

熊木徹夫/著

CONTENTS
ジェイゾロフト／サインバルタカプセル／リフレックス、レメロン／レクサプロ／セパゾン／セロクエル／ジプレキサ／エビリファイ／コントミン／リリカカプセル／リボトリール、ランドセン

◆予価：本体1,800円＋税／A5判　ISBN978-4-535-98430-1

日本評論社
http://www.nippyo.co.jp/